状況別に学ぶ

内科医・外科医のための精神疾患の診かた

加藤 温 ●著
国立国際医療研究センター病院 総合診療科／精神科

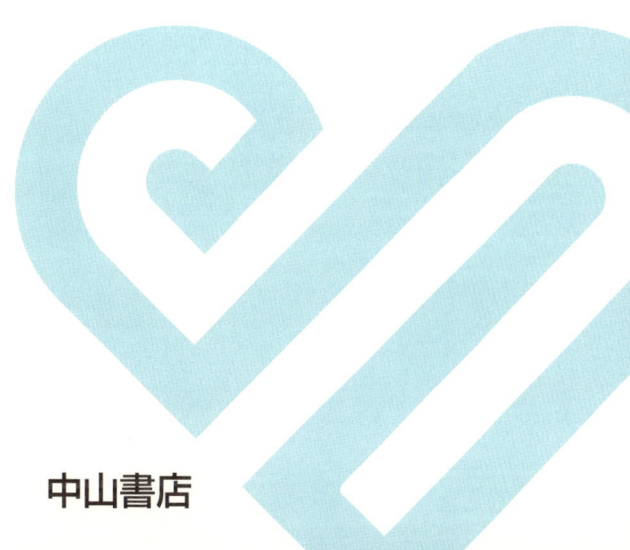

中山書店

序

　日常診療において，統合失調症など精神疾患を有する患者の身体治療にかかわることや，身体治療中にせん妄やうつ状態などの精神科的問題が併発し，判断に困るようなケースを経験することは決して少なくないであろう．しかし精神症状があることだけで，何となく敬遠してしまいたくなることはないだろうか．そう感じてしまうのは「精神」という相手がよくわからないことが一番の理由である．逆にいえば，相手をよく知ることで，抵抗感が薄れ，距離を縮められる可能性がある．日々の臨床において，精神科的な問題を避けて通ることはできない．精神科的視点という軸が加わることによって診療における視野が広がり，新たな発見があるかもしれない．本書では，日常診療において必要とされる精神科の知識を扱っている．

　対象とする読者は，精神科以外の医師すべてである．これを表す用語として，身体科医，非精神科医などがあるが，本書では「一般医」で統一した．臨床経験のある一般医向けではあるが，精神科のローテーション研修や，企業に勤務している産業医にも対応した内容となっている．

　一般医を対象とした精神症状の見方や薬剤の使い方などに関する書籍や総説も少なくはないが，その多くは共著のため内容が断片的であったり，処方マニュアル的なものが多い．また，精神科医が使う用語や表現が一般医に理解しがたく，内容が十分に届いていない印象も受ける．筆者は，一般医と接する機会が多い総合病院精神科での勤務歴が長い．これまで受けたことのある質問を踏まえ，精神科医から一般医へ語りかけるという意識のもと，日常診療で遭遇する精神科的問題をどう診て，どう考え，どう精神科医につなげたらよいのかという視点から執筆した．

　内容について紹介する．一般医が精神科的問題に遭遇する場面は，ある程度パターンが決まっている．導入となる第1章では，8つのよくある場面をケースファイルとして提示し，考え方の道筋を示した．第2章では，一般医に知っておいてほしい精神科の基礎知識を扱った．患者との面接からはじまり，精神症状の見立て方，向精神薬の概要，代表的な精神疾患の見方のポイント等について述べた．第3章では，精神科との連携の観点から，精神科へのつなぎ方や精神病床，

精神保健福祉法等について扱った．最後の第4章では，一般医からの質問に答える形式で，分野を問わずQ&Aとしてまとめた．これらさまざまな観点から考えることで，精神科の理解が深まるかたちとした．

　本書はいわゆるエビデンスを集めた書籍ではない．うつ病には○○，双極性障害には○○が効くというエビデンスを得ることは精神科医でなくてもできる．しかしうつ病や双極性障害がどのようなものかを捉えることができなければ，その先の治療に関する議論は意味をなさなくなってしまう．一般医に求められるのは，その基礎となる精神科的問題の捉え方と初期判断・対応である．基礎を学んでいれば，エビデンスを有効に活かすことも可能となり，応用が利く．本書においては，一精神科医からの"直伝スタイル"をとった．筆者がこれまで学んだり経験してきたことを言葉で伝える形式である．筆者の過去を振り返ってみると，後々まで残っているのは，生きた言葉で教わったことである．

　いわゆるエビデンスレベルの高さは，患者の個を消し，主観を排すことに比例するともいえる．この意味でのエビデンスは，独りよがりになることを防ぐ意味では重要であり，専門医には必要な知識である．しかし一臨床医の経験や語りが軽いかといえば，そうともいえない．そこには，さまざまな文献に当たったこと，諸先輩や同僚，後輩たちと議論したこと，うまくいったりいかなかったりと試行錯誤を繰り返したことすべてが含まれている．自身の専門以外を学ぶときには，経験からくる言葉のほうが理解しやすいのではないだろうか．

　こうした背景のもと，一般医がどのように動いたらよいかという現場感が伝わるよう執筆したが，本文中の記載に疑問を覚えるところもあるかもしれない．その部分に関しては，個々で文献を調べたり，周囲の精神科医と話すきっかけにして頂き，精神科に対する理解を深めていってほしい．

　本書が，皆さまの日々の診療に少しでも役に立ち，「精神科をもっと学んでみたい」と感じてもらえるきっかけとなることができたら望外の喜びである．

　最後になるが，本書を作成する機会を頂き，企画段階から仕上げに至るまでアドバイスくださった中山書店の皆さま，内科医の視点を御教示頂いた吉澤篤人先生(岸病院)，執筆のヒントをくれた当科スタッフに，心より感謝申し上げたい．

平成28年4月

国立国際医療研究センター病院 総合診療科／精神科

加藤　温

状況別に学ぶ
内科医・外科医のための精神疾患の診かた

目次 | contents

第1章 CASE FILE 状況別に学ぶ精神疾患

外来編

- 初診患者
  倦怠感など身体症状を訴えるも内科的には問題なさそう．
  うつ病？　どう考える？ ……………………………………………………… 2
- 初診患者
  しびれで受診，よくきいてみると「電気をかけられている」という．
  どう考える？ ……………………………………………………………………… 8
- 通院患者
  通院中の患者，最近眠れなくなってきた．どう考える？ ……………… 16
- 救急外来
  自殺未遂で救急搬送されてきた．どう考える？ ………………………… 24

入院編

- がんの治療中，気分が晴れず不安，よく眠れない．どう考える？ ……… 30
- 看護師から「〇〇さんが不穏です」と呼び出された．どう考える？ …… 40
- アルコール多飲歴のある患者が入院してきた．気を付けることは？ … 48
- 高齢者が肺炎で入院してきた．精神科的に気を付けることは？ ……… 56

第2章 精神科の基礎知識

1. 患者との面接　64

- Ⅰ 面接とは　64
- Ⅱ 面接のコツ　65
- Ⅲ 「精神療法」から学ぶ　70
    - 広義の精神療法　71
    - 狭義の精神療法　71

2. 精神疾患をいかに捉えるか　74

- Ⅰ 精神科医は患者をどのように見立てるか？　74
    - 診察の下準備　—問診票と見た目　74
    - 診察に入る　—患者と対面する　76
- Ⅱ 精神科診断とは　78
    - 伝統的診断　—古典的分類　78
    - 操作的診断　—新しい分類　80
- Ⅲ 一般医にすすめる精神症状の見立て方　81
    - まずは身体因(身体疾患，薬物)の検討　81
    - 統合失調症，うつ病・双極性障害の可能性を検討　83
    - 心因性とその周辺の疾患を検討　84
    - 発達障害とパーソナリティ特性という視点　84

3. 向精神薬を理解する　89

- Ⅰ 向精神薬を使う際のポイント ……………………………………… 90
- Ⅱ 向精神薬の種類 ……………………………………………………… 93
  - 抗精神病薬 ………………………………………………………… 93
    - …定型抗精神病薬 …………………………………………… 95
    - …非定型抗精神病薬 ………………………………………… 96
  - 抗うつ薬 …………………………………………………………… 99
    - …代表的な三環系抗うつ薬 ………………………………… 100
    - …四環系抗うつ薬 …………………………………………… 101
    - …選択的セロトニン再取り込み阻害薬 …………………… 101
    - …選択的セロトニン・ノルアドレナリン再取り込み阻害薬 … 102
    - …ノルアドレナリン作動性・特異的セロトニン作動性抗うつ薬 … 103
    - …その他 ……………………………………………………… 103
  - 抗不安薬 …………………………………………………………… 104
  - 睡眠薬 ……………………………………………………………… 106
  - 気分安定薬 ………………………………………………………… 109
  - 抗認知症薬 ………………………………………………………… 111

4. 覚えておきたい精神疾患　113

- Ⅰ 統合失調症 …………………………………………………………… 113
- Ⅱ うつ病・双極性障害 ………………………………………………… 124
- Ⅲ パニック障害 ………………………………………………………… 137
- Ⅳ 身体表現性障害 ……………………………………………………… 142
- Ⅴ 認知症 ………………………………………………………………… 150
- Ⅵ 発達障害 ……………………………………………………………… 161
- Ⅶ 緊張病 ………………………………………………………………… 168

第3章　精神科との連携

I　精神科へつなぐ　　174

紹介先を間違えない　—病状から判断する　174
精神科へのつなぎ方のコツ　177
入院患者のコンサルト　179

II　精神病床を知る　—一般病床との違い　181

医療法上の病床区分が異なる　181
精神保健福祉法の下にある　182

III　精神科身体合併症を診る　—一般医と精神科医の連携　185

精神科身体合併症の3パターン　185
精神科身体合併症の入院治療　—理想的な治療のかたちとは　187

IV　産業医として精神科医と連携する　188

第4章 Q&A 本当に知りたい精神疾患の疑問

- Q1　精神科と心療内科の違いは何でしょうか？ ……………………………… 194
- Q2　統合失調症の患者には，メタボリック症候群の方が多いような
  気がしますが，どのような理由によるのでしょうか？
  注意すべき薬剤はありますか？ ……………………………………………… 194
- Q3　うつ病は励ましてはいけないのですか？ ………………………………… 195
- Q4　身体症状が前景に立つうつ病を見分けるポイントは？ ………………… 196
- Q5　「新型うつ」って何でしょうか？
  精神科医にも認知されているのでしょうか？ …………………………… 196
- Q6　精神科医はなぜなかなか病名を記載しないのでしょうか？ …………… 198
- Q7　一般外来においては，どのようなときに精神科に依頼すべきですか？ … 199
- Q8　認知症になった家族をみている介護者へのアドバイスは？ …………… 200
- Q9　幻覚や妄想がある患者にはどのように対応したらよいですか？ ……… 200
- Q10　精神疾患の患者には喫煙者が多い気がします．禁煙支援が困難です．
  どのように対応すべきでしょうか？ ……………………………………… 201
- Q11　入院患者の不眠，不安，不穏時として適切な薬剤は？ ………………… 202
- Q12　手術や侵襲的な検査の同意は本人から取れれば問題ないのでしょうか？
  うつ病の方に，最善と思われる治療法を勧めていたものの，
  同意を得られない場合の対処も含め，教えてください． ……………… 203
- Q13　アルコールを睡眠薬代わりに飲むことの是非は？ ……………………… 204
- Q14　精神疾患の遺伝性について，家族から相談されました．
  本来は精神科の主治医に質問してもらうべきでしょうが，
  どのように返答すればよいでしょうか？ ………………………………… 205
- Q15　ボーダーラインとは何ですか？　どうかかわればいいのでしょうか？ … 205
- Q16　摂食障害を診る際の注意点は何ですか？ ………………………………… 206
- Q17　低活動性せん妄とはどのようなものですか？　どう対応すればいいですか？ … 207
- Q18　精神科医のカルテでみることがある「非定型精神病」って何ですか？ … 208
- Q19　精神病理学とは，どのようなものですか？ ……………………………… 209
- Q20　医療機関以外で，精神科的な問題を相談できる場所はありますか？ … 209

Column

精神科医って近寄りがたい？ ……………………………… 39

面接時に避けたいフレーズ ………………………………… 68

精神科医のカルテ …………………………………………… 70

年齢という軸，時間という軸 ……………………………… 88

スルピリド（ドグマチール®）の位置づけ ……………… 112

電気けいれん療法 ………………………………………… 123

軽度認知障害（MCI）とは？ …………………………… 160

精神科に対する誤解 ……………………………………… 179

診断書における「うつ病」「うつ状態」………………… 190

精神科の名医って？ ……………………………………… 192

おすすめ書籍 ……………………………… 211

参考文献一覧 ……………………………… 214

索引 ………………………………………… 217

著者略歴

加藤　温（かとう　おん）

略歴：
- 1994 年　日本医科大学卒業
- 1994 年　国立国際医療センター内科研修後，精神科レジデント
- 1999 年　東京都立松沢病院精神科
- 2002 年　国立国際医療センター精神科
- 2006 年　関東医療少年院神経科
- 2008 年　国立国際医療センター戸山病院精神科
- 2010 年　国立病院機構北海道医療センター精神科医長
- 2012 年　国立国際医療研究センター病院総合診療科医長，2014 年より同科科長（精神科併任）

資格等：
精神保健指定医，日本精神神経学会（精神科専門医・指導医），日本総合病院精神医学会（評議員，一般病院連携精神医学専門医・指導医），日本病院総合診療医学会（理事，評議員，認定医），日本医師会認定産業医

これまで総合病院を主な活動の場とし，日々の精神科臨床とともに，コンサルテーションリエゾン精神医学や身体合併症医療をテーマとして学会活動等に携わってきた．松沢病院では精神科救急や身体合併症医療システムを学び，医療少年院では矯正医療の現場を経験してきた．また北海道医療センターでは，身体合併症医療に特化した精神病床の新規開設を主導した．現在は，総合診療科医師に精神科的なアドバイスを送りつつ，緩和ケアチームや精神科において診療を行っている．

第1章

CASE FILE

状況別に学ぶ精神疾患

外来編 **初診患者**

倦怠感など身体症状を訴えるも内科的には問題なさそう．うつ病？ どう考える？

Do & Don't

- まずは身体評価を優先で！ 安易に心因探しをしない
- 身体疾患では説明しがたい身体症状をみたら，うつ病を見逃さない！ あとは焦らなくてよい
- はじめに食欲と睡眠状況の確認を．うつ病スクリーニングはその後でよい

どうアプローチする？

55歳男性．この1か月くらい何となくだるくて本調子ではない．食欲も落ちて体重も減ってきた．気分もすぐれず，仕事に出かけるのもつらくなってきた．何か悪い病気でもあるのではないかと内科初診外来を受診した．ざっと身体診察したところ，あまり大きな問題はなさそうである．

▶まずは身体評価を優先で！ 安易に心因探しをしない

気分が落ち込んで意欲もなくなるなどの抑うつ症状を認め，「これはうつ病かな」と考えたくなるところではある．しかし全身倦怠感，体重減少を認める症例であり，まずは一般医として十分な身体評価が求められる．この患者に「最近，職場でのストレスが多くて…」という情報が加わったらどうだろうか．ストレスによるものと結論づけたくなるのではないだろうか．それに引っ張られてはいけない．「ストレスが原因だな」と思った瞬間，思考停止をきたしてしまう．ここはストレスをいったん横に置き，今一度，身体に目を向けてほしい．

我々はとかく心因論者であり，症状を説明する原因が見つからないと「ス

> **① うつ状態をきたしうる代表的な身体要因**
>
> - 脳神経系（脳血管障害，パーキンソン病，脳腫瘍，多発性硬化症など）
> - 内分泌系（甲状腺機能異常，副甲状腺機能異常，下垂体機能低下症，Addison病，Cushing病など）
> - 膠原病（全身性エリテマトーデス〈SLE〉，関節リウマチなど）
> - 感染症（脳炎，肝炎，肺炎，ヒト免疫不全ウイルス〈HIV〉感染，感冒後など）
> - 腫瘍（膵臓がん，肺がんなど）
> - 薬剤性（ステロイド製剤，インターフェロン，降圧薬〈β遮断薬，カルシウム拮抗薬，レセルピン〉，経口避妊薬など）

トレスが原因で身体の症状が出てきていますね」というストーリーを作り上げたくなってしまう．必要なのは心因探しではなく身体因探しである．身体因はいくら追い求めてもよいが，心因は追い求めようとすればするほど本来の病態から離れ，まったく違う方向にいってしまう危険性がある．「本当に身体因はないのだろうか？」という意識は常にもっておきたい．

①に本症例のような抑うつ症状を呈する代表的な身体因について提示する．とくに初めてのエピソードの場合には，より慎重さを要する．

▶ 身体疾患では説明しがたい身体症状をみたら，うつ病を見逃がさない！ あとは焦らなくてよい

身体精査を行っても積極的に疑う身体因はなさそうという結論に至れば，次に「何らかの精神疾患はないか？」と考える．身体症状を呈する精神疾患は決して少なくない．そのなかでも日常診療においてよくみられ，見逃されやすいのがうつ病である．統合失調症では訴えが奇妙であることが多く，パニック障害では突然の動悸出現など症状の出方が明瞭である．うつ病の場合には，身体症状はゆっくりと出現し，次第にはっきりしてくることが多く，精神科の問題であることに気づかれにくいところがある．世界保健機関（WHO）のデータを利用した14か国のプライマリケア部門におけるうつ病

② よくみられるうつ病の身体症状

- 睡眠障害：中途覚醒，早朝覚醒タイプが多い．ときに過眠タイプもある
- 食欲減退：多くは食欲が減るが，ときに増えるタイプもある
- 味覚異常：「砂をかむ感じ」「味を感じない」という訴えが多い．亜鉛不足にも留意
- 性欲減退：なかなか聞きにくい質問だが，多い症状．聞きにくい質問はあっさり聞くのがよい
- 全身倦怠感：漠然とした重だるさ．エネルギーが足りないという印象
- 便秘：腸管の動きにも影響が出る
- 疼痛：原因不明の疼痛がある場合にはうつ病は鑑別に入れるべき

研究において，身体症状のみを訴える患者が69％におよぶという報告もある[1]．このようなケースでは，気分の落ち込みを訴えて精神科を受診するというよりも，身体症状が気になってむしろ内科を受診する．この場合，問診票には身体症状しか書かれないことがほとんどであり，疑ってからないとうつ病を見逃しかねない．

身体疾患で説明しがたい身体症状がある場合には，まずはうつ病がないかと考えたい．うつ病の身体症状は②に示すように多彩であり，これらを複数認めることも多い．うつ病を見逃したくない一番の理由は，自殺につながるリスクがあるからである．また，うつ病に伴う身体症状に関しては，抗うつ薬など適切なうつ病治療を開始することにより，症状の改善を期待できる．治療対応の観点からも早目に見つけることが望まれる．

うつ病を除外できれば，あとはあまり焦る必要はない．残りは身体表現性障害に分類されることが多い．これはどちらかというと患者自らが身体症状を積極的に訴え，身体症状にこだわる傾向があるため，医療者側が患者に対してやや陰性感情を抱きがちになる．これに対しうつ病（いわゆる「新型うつ」は除く）では「重大な病気がある」と確信して揺るがない妄想レベルか，そうでなければ控え目に症状を訴えることが多く，受ける印象が異なる．身体表現性障害は，うつ病と比べると薬物療法に反応しにくく，治療には難渋

> ③ うつ病（うつ状態）スクリーニング ─ 2 質問法 ─
>
> 1.「この1か月間，気分が沈んだり，ゆううつな気持ちになったりすることがよくありましたか？」
> 2.「この1か月間，どうも物事に興味がわかない，あるいは心から楽しめない感じがよくありましたか？」

することが多いが，緊急性がある病態ではなく時間的余裕はある．焦って精神科医に紹介しなくてもよい．しばらく付き合っていて困ることがあれば，精神科に相談するくらいでよい．むしろ一般医のほうがうまく付き合っているケースが多いようにも思う．

▶ はじめに食欲と睡眠状況の確認を．うつ病スクリーニングはその後でよい

では，うつ病にはどのように迫っていけばよいのであろうか．うつ病といえば，気分が落ち込む，楽しめないなどの症状は思いつくであろう．うつ病のスクリーニングとして知られている2質問法（③）も，うつ病の中核症状（基本となる症状）といわれる抑うつ気分（落ち込む），興味と喜びの喪失（楽しめない）を問うものである．2質問法については，妥当性に関する検討も多くなされており，Arrollら[2]は，2つの質問のうち，どちらか一方でもあてはまれば，感度80％，特異度70％をそれぞれ超えると報告している．しかし一般診療においていきなり2質問法を行うことは，患者に対してやや唐突な印象を与えないだろうか．もちろん抵抗なく聞ける関係や状況であれば問題はないが，医師側にとっても診察の流れを止めてしまう質問になり，現実的にはちょっと聞きにくさがあるように思う．

そこですすめたいのが，うつ病の身体症状としてよくみられる食欲と睡眠状況についての質問である．これら2項目については，身体診察においても比較的尋ねやすいうえに，治療を要するうつ病においては，ほぼ必発に近い症状と考えてよい．これらの症状があると，精神科医は薬物療法の導入を考

えたくなる．不眠がある場合には，そのタイプも聞いておきたい．中途覚醒や早朝覚醒タイプの場合には，さらにうつ病らしさが高まる．

ここまで確認したうえで，2質問法で問う中核症状の存在を確認したい．ここで2項目とも存在しないようであれば，うつ病診断は再考すべきであり，今一度身体因の検討に立ち返ることが必要になるかもしれない．一般医としては，原因に迫りきれない身体症状があり，食欲や睡眠に問題がある場合にはうつ病の可能性を疑い，2つの中核症状を確認する習慣をつけておきたい．

2質問法のほかにも，うつ病評価やスクリーニングを行うことができる質問紙法(PHQ-9，QIDS-Jなど)が存在する．これらは有用なツールではあるが，うつ状態を捉えることはできても，うつ病を確定診断できるわけではない．質問紙で引っかかったから「うつ病」と診断して抗うつ薬を処方した，という早まった判断だけは決してしないようにしてほしい．

では，うつ病が疑わしいとなった場合，次にどうしたらよいだろうか．米国予防医療研究班(2002)は，正確なうつ病診断と有効な治療が可能で経過観察できる施設においてのみ，成人患者に対するうつ状態のスクリーニングをすすめている．また，プライマリケア場面において，うつ病スクリーニングの実施だけで，その後のケアサポートがない場合には，うつ病患者の転帰の改善にはつながらないとのレビューがある[3]．

一般医において大事なのは，うつ病を見逃さずに早期に治療介入することではなく，うつ状態にあることに気づき，そこに身体因が絡んでないかを検討し，治療につなげる方法を考えていくことである．

精神科からのポイントアドバイス

- 日常診療においてうつ病を疑うきっかけは，食欲と睡眠状況の変化である

身体要因を考えにくい身体症状をみた場合の考え方

症状の訴え方
- 身体症状の訴えが奇妙 → 統合失調症，妄想性障害
- 突然動悸を訴える → パニック障害
- 不安とともに発汗，振戦などの自律神経症状を訴える → 不安障害
- 倦怠感や頭痛などの身体症状を訴える
    - 何となく漠然とした症状 → うつ病
    - 訴え方が執拗．医療を求める傾向 → 身体表現性障害
  *番外編として，虚偽性障害，詐病．

食欲：「食欲はいかがですか？」
さらに追加質問
「どんな食べ物が好みですか？　最近食べましたか？　おいしく食べられましたか？」
→食に対する興味なども評価できる．興味と喜びの喪失の評価にもつながる質問

睡眠：「睡眠はいかがですか？」
さらに追加質問
「ぐっすり眠れていますか？」
→うつ病では入眠困難よりも中途覚醒・早朝覚醒タイプが多い
「ぐっすり」という聞き方は後者タイプの検出率が高い

うつ病スクリーニング（2質問法）の施行
　うつ病の中核症状（①抑うつ気分②興味と喜びの喪失）の有無を確認．臨床現場では，スクリーニングの均一化が目的ではないので，質問内容を噛み砕いて質問してもよい．つまりは抑うつ気分，興味と喜びの喪失の有無がわかればよい．
①「この1か月間，気分が沈んだり，ゆううつな気持ちになったりすることがよくありましたか？」
　　→話の流れのなかで「このところ気分がすぐれませんか？」などと置き換えてもいい
②「この1か月間，どうも物事に興味がわかない，あるいは心から楽しめない感じがよくありましたか？」
　　→「最近，新聞，雑誌，ネットやテレビはみていますか？」「最近，趣味に関してはいかがですか？」などの質問で興味と喜びの喪失を評価する

外来編 **初診患者**

しびれで受診，よくきいてみると「電気をかけられている」という．どう考える？

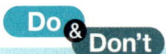

- 幻覚・妄想？　まずは用語の整理をする
- 幻覚や妄想の原因はさまざまである．すぐに統合失調症としない
- 統合失調症と妄想性障害を分けて考える

どうアプローチする？

患者A：25歳女性．頭から足にかけてピリピリしびれると来院．本人の話では「職場の上司から電気をかけられている」という．半年くらい前から同僚からみられていると感じるようになり，最近は通勤時にも誰かに監視されていると感じるようになった．外出するのも怖くなってきた．

患者B：55歳男性．体にピリピリとしびれがあると来院．本人の話では「住んでいるアパートの2階の住人が電磁波をかけてくる」という．家の外ではまったく問題はなく，仕事も普通にしている．

　この2つの症例は，いずれもしびれを訴えて一般科を受診したケースである．身体診察や検査上，身体疾患は考えにくい状態であった．2例ともに，しびれという身体症状があり，被害的な関係づけがみられている．しかし診断的にいうと両者は異なる．患者Aが統合失調症，患者Bが妄想性障害に相当する．

　患者Bでは社会生活に支障はなく，自宅に限定された妄想である．一方の患者Aでは電気をかけられているという訴えのほかにも，職場だけではなく見知らぬ他者からも監視されているなど，妄想の対象が広がっているのが特徴である．そして大事な観点が年齢である．統合失調症は若年で発病す

ることが多く，50代で初発というのは考えにくい．逆に，妄想性障害は中年以降に多くみられる．症状だけではなく，年齢という軸も診断の助けになる．

　統合失調症の場合には，若年者であることや，治療への反応性も期待できることもあり，家族の力を借りるなどしてでも何とか治療につなげたい．妄想性障害の場合には固定した妄想以外には問題がなく，治療につなげるのが困難なケースがほとんどである．一般医としては，身体評価を十分に行うことが大事であり，精神科につなげるのが難しいときには，深追いしないほうがよい．妄想と真っ向勝負しても勝ち目は薄く，逆に妄想を強化してしまうこともある．ここは持久戦に持ち込み，その間に精神科医にアドバイスを求めたい．

対応のポイント

▶幻覚・妄想？　まずは用語の整理をする

　精神科宛の紹介状のなかで「・・・幻覚妄想を認めます」という文言をよくみる．皆さんは幻覚と妄想を区別しているだろうか．

　実際にはこれらは一塊となって現れることがあり，区別できないケースも多い．しかし原則論に立つと，幻覚は知覚の異常，妄想は思考の異常に区別される．それぞれの症状の特徴から，診断に迫りやすくなることもあるので，用語の意味するところについては理解しておいたほうがよい（）．

▶幻覚や妄想の原因はさまざまである．すぐに統合失調症としない

　臨床上，幻覚・妄想があると，統合失調症と言いたくなるところであるが，ここでも除外すべきは身体因である．とくに初発の幻覚・妄想をみた場合には，身体因を疑ってかかりたいが，幻覚のなかでも幻視の有無に注目したい．視覚領域の幻覚は，通常は意識清明な状態では起こりにくいと考えてよい．つまり幻視があれば，意識障害の存在が疑われ，より身体因の可能性が高くなる．また，身体因が基盤にある場合には，幻覚妄想のほかにも不安や

① 幻覚，妄想に関する用語の整理−1

幻覚……実際には存在しない対象を，存在するかのように知覚すること
▶ 五感すべてに起こりうるので，幻聴，幻視，幻嗅，幻触，幻味がある．これに体感幻覚が加わる
- **幻視**：意識障害が存在することが多い．身体因による器質性・症状性精神障害が基盤にないか確認．日常臨床では，せん妄，アルコール離脱症候群，レビー小体型認知症が多い
- **幻聴**：単純な物音（水，金属音）などの要素幻聴▶脳器質因が存在する可能性を否定できない．
  はっきりした人の声による言語性幻聴（幻声）▶被害的内容が多く，統合失調症に多い
- **体感幻覚**：幻触に似るがもっと深い部分の感覚異常で「脳が溶けてしまっている」「内臓がグイグイ引っ張られる」など奇妙でグロテスクな訴えに至ることもある．これらは体感症（セネストパチー）とも呼ばれ，統合失調症のほか，脳器質性疾患でもみられる
  ＊ちなみに錯覚とは，実際に存在する対象を，誤って知覚することをいう．「カーテンの影が人にみえる」など，強い不安や疲労状態でも起こることがある．これだけでは病的と断定することはできない．

（濱田秀伯．精神症候学　第2版．東京：弘文堂；2009．）

抑うつ状態など多彩な症状を呈し，一定しないことが多い．
②に幻覚妄想状態をきたす代表的身体因と精神疾患を記載する．

▶統合失調症と妄想性障害を分けて考える

　幻覚妄想があり，身体的な問題がないと判断されると，やはり統合失調症と考えたくなるが，ここでは統合失調症の近縁疾患である妄想性障害について述べてみたい．

　統合失調症（参照 p113〜）は，20代前後に発病のピークがあり，40代半ば以降での初発はまれである．幻覚妄想などの陽性症状と，もともとのパフォーマンスレベルが低下する陰性症状があり，慢性的に進行していくのが特徴である．一方の妄想性障害では，発病年齢が統合失調症より高く，妄想

① 幻覚，妄想に関する用語の整理−2

妄想……思考内容に誤りがあり，それを強く確信して，訂正不能なこと

妄想の発生過程による分類

- 妄想気分：自分の周囲が何となく変化してきて，大きな事件が起こりそうで不安に感じられる状態．統合失調症の初期にみられることが多い
- 妄想着想：何の前触れもなく，突然了解できない考えを思いつき，そのまま確信されること．いきなり「自分は神だ」などと思いついたりする
- 妄想知覚：実際に知覚されたものに特別な意味づけがなされ，強く確信されるもの．「街ですれ違った人が手をあげたのをみて，神の啓示が来た」と確信するなど．知覚し，それを意味づけるという二分節性の構造をもち，統合失調症の診断的意義が高い

妄想内容による分類

- 被害妄想：他人が自分に危害を加えると確信する妄想．統合失調症でみられることが多い．関係妄想(周りで起きていることを自分に関係づける)，注察妄想(監視されている)，被毒妄想(毒を入れられている)，物理的被害妄想(電気をかけられる)などがある
- 微小妄想：自分自身を現実よりも過小評価する妄想．うつ病にみられることが多い．うつ病の3大妄想といわれる貧困妄想，罪業妄想，心気妄想がよく知られる
- 誇大妄想：自分自身を現実よりも過大評価する妄想．躁状態や統合失調症にみられることが多い．発明妄想(すごい発明をした)，血統妄想(自分は高貴な家系だ)，恋愛妄想(他人が自分を愛している)など

(濱田秀伯．精神症候学 第2版．東京：弘文堂；2009．)

② 幻覚妄想状態をみた場合に検討すべき代表的身体因と精神疾患-1

身体疾患
- 神経系
  - てんかん（とくに側頭葉てんかん），脳腫瘍などの脳内占拠性病変，脳炎（ウイルス性など），神経梅毒（決して過去の病気ではない），認知症（物盗られ妄想など），Huntington病（精神症状の先行あり），多発性硬化症（多彩な症状）など
- 代謝性疾患
  - 腎不全，肝不全，電解質異常，高/低血糖，Wilson病（精神症状の先行あり），ポルフィリン症など
- 内分泌系
  - Addison病，Cushing病，甲状腺機能低下症/亢進症，副甲状腺機能低下症/亢進症など
- 自己免疫疾患
  - SLEなど
- ビタミン欠乏症（アルコール多飲者，摂食障害では留意したい）
  - ビタミンB1，ニコチン酸，ビタミンB12，葉酸欠乏，など

(Theodore AS et al.Massachusetts General Hospital Comprehensive Clinical Psychiatry. Philadelphia:Mosby；2008. p381-2.)

に関連したこと以外についての症状は目立たず，表向きは普通に社会生活を送っていることが多い．何らかの契機があり，妄想が強くなると，事例化してくることがある．さまざまな妄想を訴えるが，一般科を訪れるのは，些細な体の違和感を，電波や電磁波の影響だと確信してくるタイプの妄想性障害（身体型）が多い．

統合失調症に関しては，教科書的には本人には病識がないとされているが，必ずしもそうではなく，何となくおかしいなという病感は存在することが多い．治療過程のなかで，本人が自身の病状を理解し，内服などの継続治療につなげることができる疾患である．幻覚妄想が急激に悪化する急性精神病状態で医療保護入院になったとしても，適切な治療により，症状コント

② 幻覚妄想状態をみた場合に検討すべき代表的身体因と精神疾患−2

薬剤性
- 抗コリン薬(せん妄のリスク)
    - アトロピンなど
- Parkinson病治療薬(精神病症状悪化の可能性あり)
    - レボドパ,プラミペキソールなど
- 抗結核薬
    - イソニアジド,サイクロセリン(この2剤は精神障害の既往がある患者には慎重投与)
- ステロイド製剤(うつ状態や躁状態が多いが,幻覚妄想を呈することあり)
- インターフェロン(うつ状態が多いが症状は多彩)
- アルコール(離脱に伴う振戦せん妄,意識清明時のアルコール幻覚症[主に幻聴])
- 薬物依存での使用:覚せい剤,コカインなど
- その他:リドカイン,ジギタリスなど

精神疾患
- 統合失調症(幻聴[口出ししてくる,自分の噂をしているタイプ],被害的内容の妄想が多い)
- 妄想性障害(固定化した妄想が中心)
- うつ病(微小妄想が中心),双極性障害(躁病相では誇大妄想などもある)
- 一部のパーソナリティ障害などでもみられる
    *せん妄(身体疾患に入れるべきかもしれないが,何らかの身体状況が基盤となる)

(Theodore AS et al.Massachusetts General Hospital Comprehensive Clinical Psychiatry. Philadelphia:Mosby;2008. p381-2.)

ロールをはかることが可能である．

一方，妄想性障害については，なかなかそうはいかない．統合失調症のように急性精神病状態で精神科救急につながることは少なく，身体症状で一般科を受診するなど，精神科医につながるのが統合失調症よりも「遠い」病態といえる．妄想性障害の妄想は強固であり，病識も極めて薄いことが多く，治療にもつながりにくい．非常に猜疑的なので，診療内容は決して漏れないことを保証し，つらい思いが続きストレスも強いだろうからと関係性をつくったうえで，苦痛を軽減する目的で抗精神病薬が効果的なことがあるとすすめるのが精一杯である．精神科においても継続通院が難しいタイプである．

精神科からのポイントアドバイス

- 幻覚妄想＝統合失調症ではない．幻覚のなかでも幻視があれば，まずは身体因を疑う
- 統合失調症が疑われる場合には，何とか精神科につなげたい

幻覚妄想をきたす患者を診た場合の考え方

- 幻覚と妄想はひとつのまとまったかたちとして現れることもあるが，用語の定義は理解しておきたい
  - 幻覚：実際にないものを，あると知覚すること
  - 妄想：誤った思考内容を，強く確信すること

- 幻覚・妄想をきたす患者を診ても，すぐに統合失調症としない

- 身体因(身体疾患，薬剤)を評価することが優先
  - 意識障害の評価が必要：幻視があれば意識障害の可能性があり，身体因を疑う
  - 採血(ホルモン，自己抗体なども状態に応じて)，頭部CT・MRI，脳波(意識障害の鑑別)，髄液検査(やろうと思った場合には，迷わず行うべき)などで絞り込む

- 身体因を除外でき，精神疾患が疑われたとしても，統合失調症だけではない
  - 統合失調症のほか，妄想性障害，うつ病，一部のパーソナリティ障害などでもありうる
  - 身体症状を訴えてくるタイプでは，統合失調症と妄想性障害との鑑別が難しいことがある
    - 統合失調症：主に若年者．妄想対象が広がる傾向．日常生活に何らかの支障が出てくる
    - 妄想性障害：主に中高年．妄想対象が限定化固定化している．妄想以外に関しては日常生活に大きな支障はないことが多い
  - 統合失調症は何とか精神科治療につなげる努力をしたい．妄想性障害は深追いしなくてよい

外来編　　**通院患者**

通院中の患者，最近眠れなくなってきた．どう考える？

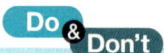

- 眠れなくなった原因を探る
- 睡眠薬に飛びつかない！　睡眠衛生教育が先
- 睡眠パターンに応じた睡眠薬を選択

どうアプローチする？

45歳男性．高血圧で定期的に通院中．血圧も安定しており，いつも通りの処方箋を出して診察を終えようとしたときの会話．

患者「先生，最近眠れないんです．何か睡眠薬をお願いできますか」
医師「それでは軽い睡眠薬でも出しておきましょうか」

よくある診療風景であるが，これで終わってしまっては芸がない．どうして眠れなくなったのか，その状況にもう少し迫りたい．

① 不眠の原因と考えられる4つのケース

1. 職場の上司が厳しい．明日も仕事だと思うといろいろ考えてしまって眠れない
2. 最近仕事が多忙で休みがとれない．夜中に目が覚めて，その後，眠ることができない．眠った気がしない
3. 妻にいびきがうるさいと言われる．昼間眠くなってしまい，体もだるい
4. 夜に足がむずむずして眠れない

外来編／通院患者

1 職場の上司が厳しい．明日も仕事だと思うといろいろ考えてしまって眠れない

職場のストレスなど本人を取り巻く環境が引き金になって寝つきが悪くなるケース．不眠のタイプとしては入眠困難に相当する．いわゆる不眠症であるが，不安が強く抑うつ気分を伴う場合には適応障害と診断されることもある．睡眠不足で生活に支障をきたすような場合には睡眠薬の処方を考えるが，後述する睡眠衛生教育を行うことが優先される．もともと不眠になりやすい準備状況があり，何らかの環境因が加わって顕在化するケースも少なくない．この場合，不眠になったことが生活習慣を見直すきっかけになることもある．

2 最近仕事が多忙で休みがとれない．夜中に目が覚めて，その後，眠ることができない．眠った気がしない

いわゆる仕事人間で休むことなく働いているケース．不眠のタイプとしては，中途覚醒，早朝覚醒に相当する．仕事の能率が悪くなり，食欲も落ち気味で，たとえば大好きなプロ野球の結果も気にしなくなったとなると，うつ病の可能性を考えねばならない．抗うつ薬の投与も含めたうつ病治療を考えたいケースである．自殺念慮を認めたり，薬物導入のタイミングなど判断に迷うことも多く，できるだけ精神科医に相談したいケースである．中途覚醒，早朝覚醒タイプは，入眠困難タイプよりも早期の対応を要することが多い．

3 妻にいびきがうるさいと言われる．昼間眠くなってしまい，体もだるい

睡眠時無呼吸症候群の可能性がある．精神科外来では不眠というより日中元気が出ないと抑うつ状態で受診することもある．自分では気づいていないことが多いので，いびきを指摘されたことがないか，日中眠気が強く出ないかを聞いておきたい．とくに肥満傾向があり首が短くて太い，顎が小さい場合には確認しておきたい．診断するには，終夜睡眠ポリグラフィー検査（PSG）が必要になる．通常は1泊入院で睡眠時の脳波，眼球運動，筋電図，

呼吸状態などを測定し，睡眠に関連した行動や生体現象を経時的にみる検査である．

治療としては，経鼻的持続陽圧呼吸療法（CPAP）を導入するが，軽症の場合にはマウスピースで対応することもある．筋弛緩作用のあるアルコールやベンゾジアゼピン受容体作動性睡眠薬の使用は避けたい．

4 夜に足がむずむずして眠れない

一般外来に紛れてくることが多い症状である．**レストレスレッグス症候群（むずむず脚症候群）**を考えたい．その名の通り，入眠時に下肢がむずむずする異常感覚があって，足を動かさずにはいられなくなり，眠ることが困難となる．時にじっと座っているだけでも症状が出たり，下肢にとどまらないこともある．透析患者にみられることが多いが，鉄欠乏がリスク因子になるともいわれている．血清フェリチンを測定しておきたい．また，睡眠中に四肢がビクン（主に母趾と足関節の背屈）とするような異常運動を伴うものを**周期性四肢運動障害**という．いずれもドパミン関連の神経機構の低下が関与しているともいわれている．

治療としてはドパミンアゴニスト（保険適用：プラミペキソール［ビ・シフロール®］），GABA誘導体（保険適用：ガバペンチンエナカルビル［レグナイト®］）が使用されるが，クロナゼパムも有効で使いやすい．これに加え，1日1回貼付で24時間血中濃度を維持できる経皮吸収型ドパミンアゴニスト製剤（ロチゴチン［ニュープロ®］）も使用できるようになった．プラミペキソール，ガバペンチンエナカルビルは腎排泄型であるが，ロチゴチンは肝代謝型であり腎機能が低下した患者にも投与しやすい．また，症状緩和のために，血清フェリチンは50ng/mL以上を目標に鉄剤投与することがすすめられている[1]．

対応のポイント

睡眠障害といえば睡眠薬，精神科というイメージが強いかもしれない．し

② 不眠の原因

① **身体状況によるもの**：主に呼吸困難，疼痛，かゆみを伴う疾患
- **身体疾患**　呼吸困難を伴う慢性閉塞性肺疾患や心不全，逆流性食道炎，夜間頻尿を伴う疾患など
- **身体愁訴**　疼痛，かゆみ（原因を問わない）
- **特殊な睡眠関連障害**　睡眠時無呼吸症候群，レストレスレッグス症候群

② **薬剤によるもの**：主に活力アップに働くタイプの薬剤
- ステロイド製剤，ドパミン製剤，降圧薬（β遮断薬，Ca拮抗薬），気管支拡張薬など
- カフェイン，アルコール（アルコールは入眠にいいように思われているが，目覚まし効果がある）

③ **心理・精神面からくるもの**：あらゆる精神疾患でみられる
- **心理的原因**　日常的な不安，ストレス
- **精神疾患**　うつ病，統合失調症，不安障害，適応障害，せん妄，概日リズム睡眠障害など

④ **環境によるもの**
- 自宅周囲の交通騒音や振動，寝室の暑さ寒さなど
- 入院環境においては，同室の不穏患者やスタッフの処置に伴う音，モニター音など

かし近年では生活習慣病のリスクにつながることや，事故やヒューマンエラーのリスクを高めることが明らかになり，一般診療の場でも扱わざるを得ない状況になっている．以下，一般医が理解しておくべき対応のポイントにつき概説する．

▶ 眠れなくなった原因を探る

　不眠といってもさまざまなケースがある．眠れないと患者にいわれたら，まずは身体状況，薬剤，精神状態，睡眠環境の4点を確認したい（②）．
　原因がわかれば，それぞれに対応する．身体疾患に伴う不眠は治療が進め

ば軽減してくるが，見逃がされやすいのは疼痛とかゆみである．これらに関しては睡眠薬よりも鎮痛薬や止痒薬の投与が優先される．薬剤によるものに関しては，該当薬剤の中止や他薬への変更ができないか検討，ステロイド製剤であれば内服時間を工夫する．精神疾患に関しては治療につなげる．環境については，入院中であればベッド移動など何らかの工夫ができないか看護スタッフとも相談したい．

▶睡眠薬に飛びつかない！　睡眠衛生教育が先

原因への対処だけでは解決できない不眠も当然ある．ここですぐに睡眠薬に飛びつかず，まずは薬物療法以外の方法を考えたい．睡眠衛生教育の視点から作成された厚生労働省による「健康づくりのための睡眠指針 2014」[2]が参考になる．睡眠に関する新しいエビデンスに基づき，一般市民にも読みやすい内容になっている．ネット検索すれば全文を読むことができる．全部で12か条からなるが，ここでは睡眠衛生教育の観点から有用と思われるポイントを筆者なりにまとめてみた（③）．

▶睡眠パターンに応じた睡眠薬を選択

不眠の原因を検討して可能な対処をはかり，睡眠教育を行ったところで，いよいよ睡眠薬の出番である．安易な睡眠薬投与は避けたいところであるが，眠れないのを無理に我慢させるのはよくない．一度ぐっすり眠れるだけでも精神的に落ち着くケースは少なくない．

精神疾患は不眠を伴うことが多く，いかに睡眠を確保するかは精神科治療の基本といっても過言ではない．精神科医の処方設計の基本には，依存の観点からもなるべく睡眠薬（ベンゾジアゼピン受容体作動薬）の量を減らしたい思いがあり，次のような処方を心がけている（④）．

一般医には次の方法をすすめたい．

はじめに睡眠パターンを確認する．寝つきがよくない（入眠困難）タイプか，睡眠を持続できない（中途覚醒，早朝覚醒）タイプかの2つに大きく分ける．

③ 一般診療における睡眠衛生教育のポイント

① 生活習慣の改善
- 定期的な運動，規則正しい食生活を心がける
- 睡眠薬代わりの寝酒は避ける(夜間飲酒は中途覚醒が増え，結果的に睡眠が浅くなる)
- 就寝前の喫煙(ニコチンには覚醒作用)，カフェイン摂取(就寝前3〜4時間以内)を避ける
- 眠たくなってから寝床に就く，就床時刻にこだわりすぎない(眠ろうとする意気込みが頭を冴えさせ寝つきを悪くする)
- 寝床に入ってからの携帯・スマホの使用は避ける(光刺激が覚醒を助長させうる)
- 午後の早い時刻に30分以内の昼寝は有効．その後の覚醒レベルを上げ，仕事能率の改善に効果的

② 眠るための環境づくり
- 自分にあったリラックス法(入浴はぬるめと感じる湯温とし，適度な時間，ゆったりとする)を実践
- 自分の睡眠に適した寝室づくり(寝室の温度や湿度は，心地よいと感じられる程度に調整．明るい光には目を覚ます作用がある．就寝時には必ずしも真っ暗にする必要はないが，自分が不安を感じない程度の暗さにする．気になる音はできる範囲で遮断する)

③ 適切な睡眠時間を知る
- 本邦の成人の睡眠時間は約7時間前後が標準とされるが，加齢とともに徐々に短縮し，個人差も大きい
- 日中の眠気で困らない程度の睡眠時間が一番よいとされる(逆に日中の眠気は睡眠不足のサイン)

(厚生労働省健康局．健康づくりのための睡眠指針2014を基に筆者作成．)

そしてタイプに合わせた睡眠薬(ベンゾジアゼピン受容体作動薬)を1剤のみ処方して経過をみる．前者には超短時間作用型〜短時間作用型，後者には短時間作用型〜中間作用型を選択する．効果が十分でない場合には，作用時間の異なる薬剤をもう1剤追加し，計2剤までは許容範囲であるが，できる

④ 不眠の薬物療法に関する精神科医の考え方

▸ 通常の睡眠薬(ベンゾジアゼピン受容体作動薬)は,作用時間の異なる薬剤を計2剤まで
▸ 統合失調症圏,器質性精神障害圏,せん妄のリスクが高い場合には,催眠効果の高い抗精神病薬を使用(オランザピン,クエチアピンなど)
▸ うつ病圏には,催眠効果の高い抗うつ薬を使用(ミルタザピン,トラゾドン,ミアンセリンなど)

ことなら2剤目を追加する前に精神科医に相談したい.

睡眠薬以外ではどうか.やや抑うつ傾向にある不眠に対しては,抗うつ薬のトラゾドンは一般医にも使いやすい.抗うつ効果は弱いが催眠効果にすぐれていて,SSRIのような使いにくさもない.筆者としては睡眠薬を2剤使うよりは,もう1剤はこちらを使うほうがよいと考えている.また,せん妄のリスクがあるような高齢者などには睡眠薬を単独で使うべきではない.せん妄をあおってしまう危険性がある.その場合にはラメルテオン(メラトニン受容体作動薬)やせん妄に準じた抗精神病薬(適応外使用にはなる)の処方も検討する.

精神科からのポイントアドバイス

● 中途覚醒,早朝覚醒タイプは,うつ病など精神科対応が必要なケースが多い

眠れない患者を診た場合の考え方

眠れなくなった原因の評価と対処

身体状況は？
- 呼吸困難，疼痛，かゆみなど睡眠を妨げる身体要因は？→身体治療，身体症状への対症療法
- いびきや日中の眠気，夜間の呼吸停止は？→睡眠時無呼吸症候群（CPAP，マウスピース）
- 足がむずむずして寝つけないことは？→レストレスレッグス症候群（ドパミンアゴニストなど）

薬剤は？
- ステロイド製剤などの投与はないか？→内服時間の調整，薬剤の中止・変更

精神状態は？
- 抑うつ気分，興味関心の喪失，食欲低下は？→うつ病の可能性（抗うつ薬の投与，精神科へ紹介を）
- 幻聴，妄想は？→統合失調症などの可能性＜せん妄を除外＞（抗精神病薬の投与，精神科へ紹介を）
- ストレス，不安の有無は？→反応性の不眠，不安障害などの可能性（積極的な睡眠教育，睡眠薬の投与）

環境に問題はないか？
- 自宅の寝室や病室に睡眠を妨げる要因はないか？→環境調整

▼

積極的に睡眠教育を行う
- 寝酒はしない．就寝前のカフェインは避ける．定期的な運動と規則正しい食生活．眠くなってから寝床に．寝床の環境調整

▼

睡眠タイプに応じた睡眠薬の選択（1剤使ってみる．うまくいかなければ精神科に相談を）
- 寝つきが悪い —— 入眠困難タイプ
  →ベンゾジアゼピン受容体作動薬（超短時間作用型〜短時間作用型）
- 睡眠を持続できない（途中で目が覚める，眠った気がしない）—— 中途覚醒，早朝覚醒タイプ
  →ベンゾジアゼピン受容体作動薬（短時間作用型〜中間作用型），抗うつ薬（トラゾドン）など

外来編　救急外来

自殺未遂で救急搬送されてきた．どう考える？

Do & Don't

- 身体管理を最優先．情報を集め，本人に自殺念慮によるものであったかを確認
- 再企図のリスク評価を行う
- できる限り精神科につなぐ

どうアプローチする？

患者A：25歳女性．人間関係の悩みで眠れなくなり，精神科クリニックから睡眠薬をもらっている．眠れないからと何日分か飲んでいるうちに，手持ちの処方薬をすべて飲んでしまった．発見した家人が，救急車を依頼した．

患者B：60歳男性．仕事量が多くて追いつけない．自分がノルマをこなせないせいで皆に迷惑をかけている．もう生きていけない．死のうと思って首をつったが，家人に発見されて救急搬送された．

いずれも救急外来で経験するケースである．患者Aは，つらさにうまく対処できずに不眠となり，眠ろうと思って睡眠薬を飲んでいるうちに，結果として過量服薬に至ったケース．患者Bは，典型的なうつ病であり，強い自殺念慮があり，縊首という確実な自殺手段をとったが，発見が早くて助かったケースである．

両者を比較すると，患者Aより患者Bのほうが重いと感じるであろう．確かに患者Bは強い自殺念慮があり，再企図のリスクが極めて高く，精神科治療につなげることが必須なケースである．では患者Aはまったく大丈夫かといえば，そうとも言い切れない．搬送時の本人の話では，眠れないか

ら薬を飲んだということであったが，もうろう状態でもあり，自殺念慮がないと判断するには早計である．このような場合には，意識がクリアになった段階で，改めて自殺念慮の有無を確認する必要がある．本ケースでは，確固たる自殺念慮がなかったとしても，飲んだ薬の種類や量によっては命を落とす可能性もあった．ベンゾジアゼピン系では薬剤そのものによる死亡は少ないが，バルビツール酸系は有効血中濃度の幅が狭いため中毒域に至りやすく，呼吸抑制をきたしうる．とくにフェノバルビタールを含む合剤であるベゲタミン®-A配合錠／B配合錠は，睡眠薬として処方されることがあるが，過量服薬時のリスクは高い．また，三環系抗うつ薬の過量服薬では，キニジン様作用により致死的な不整脈をきたすリスクがある．

患者Aのようなケースは，たまたま起きたことだと思われがちであるが，潜在的な自殺念慮が存在している可能性も否定できない．繰り返すリストカットなども軽視される傾向にあり，医療者側も陰性感情を抱きやすいが，自殺企図の既往のある患者は，将来自殺で亡くなる可能性が高いことが知られている．どのようなケースであったとしても，状況確認や自殺のリスク評価を怠らず，同施設の精神科医に相談する，あるいはかかりつけ医へのつなぎを丁寧に行うようにしたい．

対応のポイント

▶ **身体管理を最優先．**
情報を集め，本人に自殺念慮によるものであったかを確認

自殺未遂で救急搬送された場合には，身体管理を最優先する．同時に救急隊，付き添いの警察官（できれば方向性が決まるまでいてもらう），家族や友人から事実関係や背景を聞き取る．通院先がある場合には，情報提供を求める．そして，本人と話ができる状態となった時点で，今回のことが自殺念慮に伴う自殺企図であったかを確認する．この場合の対応の基本として「TALK」の原則が知られている（①）．

話の切り出し方としては，体の具合を聞くことからはじめ，自殺念慮の確

> ① 「TALK」の原則
>
> T（Tell）　　　：患者のことを心配していると言葉に出して伝える
> A（Ask）　　　：自殺についての考えを率直に尋ねて話題にする
> L（Listen）　　：傾聴する
> K（Keep safe）：危険を感じたら，一人にせずに物理的安全を確保する

認へと進めていくのがよい．直接聞くことに抵抗を感じるかもしれないが，死のうと思って企図したかどうかをしっかり確認する．「もう終わりにしたいと思われましたか」などという聞き方から入ってもよい．本人が曖昧な返答をする場合もあるが，その際には，得られた客観的情報（計画性，致死的な手段を選択，遺書の存在など）も加えて自殺念慮の有無を判断する．なお，企図したことを頭ごなしに否定して諭すことや，医療者自身の死生観などを語ることは避けたい．

▶ 再企図のリスク評価を行う

今回の行動が自殺企図であった場合には，現時点での自殺念慮を確認する．自殺念慮が残っていて，企図したことを後悔しておらず，自殺しない約束ができない場合には再企図のリスクは高いと考えるべきである．これに加え，②に提示した自殺の危険因子についても合わせてリスク評価していく．

▶ できる限り精神科につなぐ

自殺行為に至った場合には，何らかの精神的な問題が存在している可能性が高いため，できる限り精神科につなげることが望まれる．最近では救命救急センターに精神科医が常駐している施設も出てきている．これは理想型ではあるが，院内に精神科医がいる場合には，評価や対処法を相談されたい．いない場合には，外部の精神科医に相談できる体制も可能な限りつくっておきたい．

現時点で自殺念慮が存在し，再企図のリスクが切迫していれば，精神科で

② 自殺の危険因子

- 過去の自殺企図・自傷行為歴
- 喪失体験(身近な者との死別体験など)
- 苦痛な体験(いじめ,家庭問題など)
- 職業問題・経済問題・生活問題(失業,生活苦など)
- 身体疾患の罹患およびそれらに対する悩み(がんや他の身体疾患など)
- ソーシャルサポートの不足(支援者の不在,喪失など)
- 企図手段への容易なアクセス(容易に薬物を入手できる環境にあるなど)
- 自殺につながりやすい精神疾患・心理状態(不安・焦燥,衝動性,絶望感,孤立感など)
- 家族歴(家族の自殺歴)
- その他(診療や本人・家族・周囲から得られる危険性,アルコール・薬物など)

(日本臨床救急医学会.自殺未遂患者の対応 救急外来(ER)・救急科・救命救急センターのスタッフのための手引き.2009.p8 の表を基に筆者作成.)

の入院を検討する.院内に精神病床があり,すぐに対応可能であればよいが,そうでない場合には入院先を見つけなければならない.病床を有していても開放病棟しかない場合には,病状によっては閉鎖病棟のある病院を探すことになる.この場合,入院形態は任意入院では難しく,通常は非自発的な医療保護入院となる(参照 p182).入院に際しては,精神保健指定医の診察とともに家族等の同意が必要である.必ず家族状況の確認をとり,転院時には付き添いをお願いする.

受け入れ先を探すときには「身体的には問題はないが,再企図のリスクが高いと考えられる」というかたちで情報提供を行うのがよい.精神科救急システムの利用の仕方は地域により異なる.院内に精神科医がいない場合には,ソーシャルワーカーなどにも協力を依頼する.普段から外部機関へのつなぎ方を明らかにしておくと,いざというときに慌てなくて済む.

現時点での自殺念慮を否定する場合,企図したことを後悔し自殺をしない

約束ができれば帰宅も選択肢となるが，家族にはできるだけ目を離さないようにお願いし，早急(できれば当日中)に精神科医療機関を受診するよう指示する．その際には必ず診療情報提供書を持参させる．かかりつけ医がない場合でも，できるだけ受診先の医療機関名を入れ，その後どのように動くべきかが具体的にわかるようにして帰宅させたい．

> **！ 精神科からのポイントアドバイス**
> - 自殺未遂患者に対するときには，自殺念慮の有無を，穏やかな口調でありつつも率直に確認する
> - 自殺念慮がある場合には，その強弱にかかわらず，精神科診察につなげられるよう配慮する

自殺未遂した患者を診る場合の考え方

自殺未遂患者が搬送されてきた

▼ ……………………… できる限りの情報収集を

身体評価，身体治療を優先

▼

自殺念慮の確認と，自殺リスク評価
- 対応の基本姿勢は「TALK」の原則：落ち着いて自殺念慮を確認
- 過去の自殺企図歴，喪失体験，精神疾患の既往，周囲のサポート不足などはリスク因子となる

▼ ……………………… 精神医学的評価を

治療の場の決定：帰宅させる場合でも，できる限り精神科につなぐ
- 今回は自殺企図ではなかった
  → 自殺の意図がなかったとしても，精神科外来での評価をすすめたい
- 今回は自殺企図だった
  - 現時点で自殺念慮を肯定，再企図が切迫　→　精神科入院が必須
  - 現時点で自殺念慮を否定，企図を後悔　→　精神科外来受診が必須

＊できる限り精神科医の判断をあおぎたい．帰宅させる場合でも，自殺しない約束をし，付き添い者に目を離さないよう指示し，早急に精神科医療機関を受診させる．

入院編

がんの治療中，気分が晴れず不安，よく眠れない．どう考える？

Do & Don't

- すぐに精神的な問題だと決めつけない．身体評価を優先する
- 経過のなかで，不安・うつ状態，せん妄に留意する
- 向精神薬をうまく使う

どうアプローチする？

60歳男性．膵臓がん（IV期）の診断を受け，化学療法を行っている．このところ痛みもあって，眠ることができなくなった．気分もすっきりせず，今後の不安もある．

がん診療における一場面である．治療過程においては，さまざまな身体症状が加わってくる．その背景にある身体状態を十分に評価することが優先されるが，精神科的観点や向精神薬が役に立つことも少なくない．以下，このようなケースでよくみられる身体症状を例にあげ，精神科としての見方を述べてみたい．

① がん診療でよくみられる4つの身体症状

1. 痛みが強くて眠れない
2. 嘔気が強くてつらい
3. じっとしていられない
4. 食欲がない

1 痛みが強くて眠れない

　日本人は痛みを我慢する傾向にあるといわれている．疼痛に関しては医療者側が意識して評価しないと，過小評価につながることがある．不眠の基盤には，適切にコントロールされていない疼痛が隠れていることが少なくない．身体評価のもと，症状に見合った鎮痛薬を使うことが優先される．非オピオイド系鎮痛薬，オピオイド系鎮痛薬をメインとし，神経叢浸潤などによるピリピリするタイプの神経障害性疼痛には鎮痛補助薬を使用する．

　鎮痛薬を十分に使うことが前提ではあるが，とくに夜間の疼痛時には不安も伴い，不眠が強くなることがある．うつ病やせん妄の鑑別を含め，不眠の評価（参照 p16 〜）を行いたい．そのうえで非薬物的な睡眠衛生教育を基本とし，必要に応じて薬物治療を考えてもよい．

▶ 睡眠薬

- ゾルピデム（マイスリー®）5mg　1〜2錠　分1　就寝前
  せん妄のリスクがなければ通常の睡眠薬で可．
- ロルメタゼパム（ロラメット®，エバミール®）1mg　1〜2錠　就寝前
  肝障害があるときにも使いやすい．

▶ 睡眠薬以外に抗うつ薬や抗精神病薬を使うこともある（保険適用なし）

- トラゾドン（レスリン®，デジレル®）25mg　1〜2錠　就寝前
  せん妄のリスクなどが想定され，ベンゾジアゼピン受容体作動薬を避けたいとき．
- オランザピン（ジプレキサ®）2.5 あるいは 5mg　1錠　就寝前
  せん妄の可能性もありそうな場合．制吐作用や食欲増進作用もある．糖尿病には禁忌．

2 嘔気が強くてつらい

　嘔気の原因は，身体状況によるもの，催吐作用の強い抗がん剤，オピオイドの副作用などさまざまである．病態に応じて抗ヒスタミン薬，ドンペリド

ンやメトクロプラミドなどの消化管運動亢進薬などが使われるが，うまくコントロールできない場合には，抗精神病薬が有効なことも多い．オピオイドによる悪心嘔吐対策では，プロクロルペラジン(ノバミン®)がよく処方される．その他，ハロペリドール(セレネース®)やオランザピン(ジプレキサ®)などの非定型抗精神病薬が使われることもある．

また，数回にわたる抗がん剤投与後の悪心嘔吐が条件づけられて，点滴ボトルをみただけで嘔気をきたすようになることもある．この場合，薬物療法としてはベンゾジアゼピン系抗不安薬(ロラゼパム，アルプラゾラムなど)を用い，非薬物的かかわりとしてリラクゼーションなどを組み合わせるとよい．

3 じっとしていられない

うつ状態に伴う不安焦燥やせん妄との鑑別が必要であるが，見逃されやすいのがアカシジア(静座不能症)である．アカシジアは，じっと座っていられず，歩かずにはいられなくなるなどの症状を呈する．抗精神病薬使用時の代表的な副作用であるが，SSRIなど他の薬剤での報告もある．緩和の分野では，制吐薬のメトクロプラミド，オピオイドの嘔気対策で処方されるプロクロルペラジンが原因となることがある．とくにプロクロルペラジンに関しては，嘔気がおさまっているにもかかわらず，漫然と処方されているケースもよくみるので留意したい．

レストレスレッグス症候群(参照 p18)も似た症状があるが，こちらに関しては下肢の異常感覚から始まり，夕方から夜間に強くなるのが特徴である．

アカシジアが疑われたら，原因薬剤の中止や変更を検討する．症状に対する投薬としては，抗コリン薬(ビペリデン)，ベンゾジアゼピン系薬剤(クロナゼパム)，β遮断薬(プロプラノロール)などが使われる．ただし抗コリン薬に関しては，せん妄のリスクにもなるので留意したい．

4 食欲がない

　食欲不振の原因としては，原病の進行や化学療法によるもののほか，うつ状態に伴う場合もありうる．一般的な対応として，本人の嗜好に合わせた食物，量や形状を工夫したい．口腔ケアの観点も有効なことがある．うつ病・うつ状態に伴う食欲不振であれば，抗うつ薬も一定の効果が期待できる．

- ミルタザピン（リフレックス®, レメロン®）15mg　0.5〜1錠　分1　就寝前

　抗うつ薬に関しては，SSRIは嘔気など消化器系の副作用が出やすいため使いにくい．過鎮静に留意しつつも，食欲増進効果があるミルタザピンが使いやすい．

＊食欲を上げる方向に働く向精神薬としては，ほかにオランザピン，スルピリドがある．

対応のポイント

▶すぐに精神的な問題だと決めつけない．身体評価を優先する

　がん治療の場においては，不安，抑うつなどの気持ちのつらさ，不眠を認めることが多い．これらの症状があると，すぐに精神科の問題だという流れになりやすいが，その基盤にある身体状態の評価が優先される．疼痛，呼吸困難，嘔気などの身体症状は，不安で増悪することがあり，精神的なものとされやすい症状である．しかし身体面からのアプローチにより，症状が緩和されることも多く経験する．緩和医療というと，心理ケアやスピリチュアル寄りのイメージをもたれることが少なくないが，最も大事なことは，適切な身体評価とその対応である．

　一方で，精神症状にうまく対応することにより，身体症状がやわらぐことも経験する．その際に身体評価がなされていると，精神科医としても対応しやすい．最近では緩和ケアチーム内に精神科医がいることで，早期に相談できる体制にはなってきている．積極的にコンサルトされたい．精神科医に直接診察してもらわなくても，対応のコツや薬の使い方についてアドバイスを

もらうだけでも安心感が増すであろう．

▶経過のなかで，不安・うつ状態，せん妄に留意する[1]

　がん医療において，最もよくみられる精神科的問題は，不安・うつ状態，そしてせん妄である．

　これらは臨床経過のなかでいつでも起きうるが，不安・うつ状態に関しては，診断から告知，治療に伴う苦痛，再発あるいは進行，そして積極的な治療の断念など，ストレスが増大する時期にはとくに注意が必要である．そのほか，治療がうまくいった場合でも，再発に対する不安は常に存在し，仕事や家族関係などにも変化をきたすことがある．これらにも留意していく（②）．

　ストレスに対する反応は個人差が大きい．不安・うつ状態になることがあっても，多くは2週間ほどでやわらぎ，徐々に日常生活への適応レベルに戻っていく．しかしその状態が遷延し，日常生活に支障をきたし治療介入を要するレベルになると適応障害，さらに重くなるとうつ病（参照 p125～）にまで至ることがある．

　がん治療の場における不安・うつ状態を評価するスクリーニングツールとしては「つらさと支障の寒暖計」（国立がん研究センター精神腫瘍学グループ）などがある．不安・抑うつ状態への対応としては，精神療法的かかわりとともに環境調整をあらゆる観点から行い，状態に応じて抗不安薬や抗うつ薬をうまく使っていく．

　せん妄のリスクも高いので，見逃さないようにしたい．感染症，脱水，高カルシウム血症によるせん妄では，適切な身体治療を行うことで改善を期待できる．薬剤性については原因薬剤の中止や調整で対応する．オピオイドによる可能性を考えた場合にはオピオイドローテーションも検討すべきである．必要に応じて抗精神病薬を中心とした薬物療法も行う（参照 p40～）．がんの進行に伴い，せん妄のコントロールが困難となることもあるが，できうる限り症状緩和につとめる（③）．

　また，家族は，突然のせん妄を前にして，強い不安を抱くことがある．治

② がんの経過と精神症状

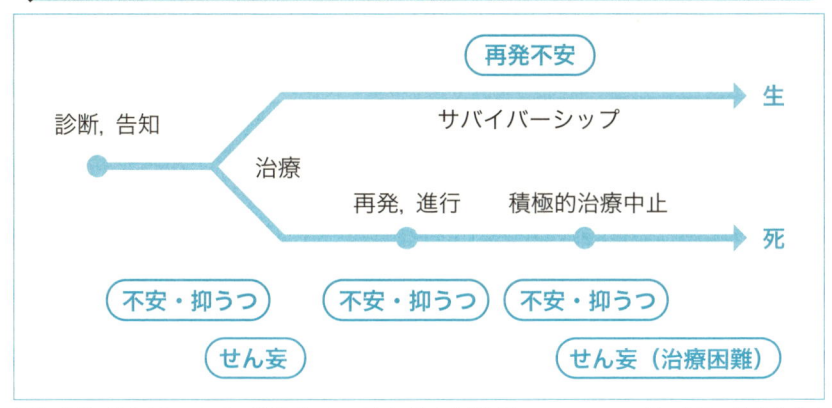

```
              再発不安
                                          → 生
診断,告知    サバイバーシップ
    ●─────
         治療
              再発,進行   積極的治療中止
                ●──────●──────→ 死

  不安・抑うつ   不安・抑うつ   不安・抑うつ
    せん妄                  せん妄（治療困難）
```

（明智龍男. 総合病院における精神科のがん医療. 臨床精神医学 2014；43：p860 図1を基に筆者作成.）

③ がん治療におけるせん妄の原因と対応

主な原因	治療の基本
・治療の反応を期待できる ─→	原因治療＋抗精神病薬
感染症 ………………………………………	抗菌薬など
脱水 …………………………………………	補液など
高カルシウム血症 …………………………	補液，ビスホスホネート製剤など
薬剤 …………………………………………	原因薬剤の中止，調整（オピオイドローテーションなど）
・がんの進行に伴い治療が困難 ─→	症状緩和＋抗精神病薬
肝不全，腎不全 　肺転移に伴う低酸素血症 　頭蓋内病変　など	治療困難が見込まれてもできうる限りの症状緩和につとめる

（小川朝生ほか編. 精神腫瘍学クリニカルエッセンス. 東京：創造出版；2012. p88 の図を基に筆者作成.）

療過程で起きうる病態であることを説明して理解を得て、少しでも家族のつらさをやわらげるような方向性としたい.

終末期になると、不可逆的なせん妄を認めることがある. 薬物療法を優先すると過鎮静となり、家族とのコミュニケーションの妨げになってしまうことも考えられる. 適切なケアを実現するためには、患者本人の意思や価値観を踏まえ、家族とも十分な相談が必要になる.

▶ 向精神薬をうまく使う（参照 p89 ～）

がん治療においては、ケースで述べたように、向精神薬が活躍する場が少なくない. がんだからと特別な使い方があるわけではないが、留意すべきポイントはある. 向精神薬には、抗がん剤との薬物相互作用に留意が必要なものもあり、使用時には添付文書を参照されたい.

● 抗不安薬

通常の不安のほか、抗がん剤使用時の嘔吐に対する予測不安、呼吸困難時にモルヒネとの併用で効果が示されている. ただし、ベンゾジアゼピン系薬剤であるため、過鎮静による眠気やせん妄のリスクには常に注意が必要である. 薬剤としては、アルプラゾラム、ロラゼパムが使いやすい. クロナゼパムは半減期が長いが、鎮痛補助薬としての効果もある.

● 抗うつ薬

うつ病はもちろんのこと、うつ病の診断にまで至らないうつ状態においても、症状緩和につながる場合には使うことがある. 抑うつ気分や不安にはSSRI（セルトラリンなど）、意欲低下と疼痛にはSNRI（デュロキセチンなど）、嘔気の副作用を避けたい場合や、不眠や食欲不振にはNaSSA（ミルタザピン）あたりから始めることが多い.

抗うつ薬は、神経障害性疼痛にも処方されることがある. SNRIのほか、三環系抗うつ薬のアミトリプチリンやノルトリプチリンも使われるが、抗コリン系の副作用（口渇、便秘、せん妄のリスクなど）には留意が必要である.

● 抗精神病薬

せん妄対策としてよく使用される. 特別な使い方はないが、投与経路や副

作用の観点から，適切な使用が望まれる．

- **抗てんかん薬**

気分安定目的で使用されるほか，神経障害性疼痛に対しての鎮痛補助薬として使われることが多い．保険適用はないが，カルバマゼピン，ガバペンチン，クロナゼパムなどがよく使用される．なお，ガバペンチンと類似の構造を有するプレガバリン（本邦ではてんかんに適応なし）には保険適用があるが，眠気には留意したい．

> **! 精神科からのポイントアドバイス**
>
> - せん妄や鎮痛補助薬など向精神薬の出番は比較的多い．よく使う薬剤のプロフィールを知っておきたい．緩和ケアチームの精神科医と顔のみえる関係づくりが大事

がん治療の場において注意すべき精神科的問題

不安・抑うつ状態

- がん治療の経過のなかでいつでも起きうるが,とくに注意すべき時期がある
  ▶診断・告知,治療に伴う苦痛,再発,進行,積極的治療を断念したとき

- スクリーニングツールとして「つらさと支障の寒暖計」などが開発されている

- 抗不安薬や抗うつ薬を投与する際には,予測される副作用に十分注意したい

せん妄

- せん妄の原因となりうる感染症,脱水,高カルシウム血症,投与薬剤には常に留意が必要

- せん妄が疑われたり,そのリスクが高い場合には,ベンゾジアゼピン受容体作動薬(抗不安薬,睡眠薬)は使用しない

＊緩和ケア研修会(厚生労働省委託事業　PEACE プロジェクト)のプログラムには,精神科関連として「気持ちのつらさ(不安・抑うつ)」「せん妄」「コミュニケーション」の3つの講義・演習が入っている.がん臨床においては,これらは必須の知識となっている.内容もよく練られているので,参加することをすすめたい.
　なお,PEACE プロジェクトのHPから研修会の資料をみることもできるので,ぜひ参考にされたい.

column
精神科医って近寄りがたい？

　精神科医のイメージはどのようなものであろうか？　やや被害的かもしれないが「変わり者」「何となく近寄りがたい」「非社交的」…などあまり聞こえのよくない印象をもたれているようにも感じる．確かに精神科関連の学会参加者をみると，服装もさまざまで個性的な医師が多いのは否めない．一般病院においても，精神科外来は奥のほうにあることも多く，何となく閉鎖的で暗いイメージが強いかもしれない．古くはそういうところがあったかもしれないが，近年では精神科医の活動範囲は大きく広がっている．一般医との接点という観点からみても，緩和医療やリエゾンなど，一般病棟でチームとしてかかわる場面が多くなってきた．また，心理的なことよりも，脳科学に興味があるから精神科を選んだという若手精神科医も増えてきた．一般科と精神科の距離は確実に縮まってきている．

　精神科医の勤務先としては，単科の精神科病院，総合病院，大学病院，精神科診療所が多いが，企業などの産業医，保健所での精神保健相談，さらには刑務所や少年院においても精神科医は活動している．病院の内外を問わず，さまざまなケースで精神科医と触れる機会は増えているはずだ．気軽に声をかけてほしい．

入院編

看護師から「〇〇さんが不穏です」と呼び出された．どう考える？

Do & Don't

- 不穏時薬の指示だけで終わってはいけない
- せん妄の原因を検討する
- せん妄には環境調整，そして適切な薬物療法を

どうアプローチする？

75歳女性．大腿骨頸部骨折にて手術後の患者．夜間になってから「家に帰る」と興奮状態となる．術前は穏やかで手術に対する理解も十分であったのに，まったく別人のようになってしまった．夜間，看護師から「不穏です」とコールがあった．

対応のポイント

▶不穏時薬の指示だけで終わってはいけない

上記のケースは典型的なせん妄である．ここで用語について一言．一般診療の場においては「不穏」と「せん妄」が区別なく使われている印象を受ける．**せん妄は不穏をきたす病態として最も頻度が高いが，そのすべてではない．**「不穏」とは，穏やかではないくらいの漠然とした状態を指しており，その中身についての検討が必要である．

不穏の原因として，せん妄について理解しておくことは必須であるが，不穏となりうる他の要因についてもおさえておきたい．さしあたって症状コントロールするために投薬が優先されることもあるが，不穏時薬を出しておしまいとせずに，なぜそうなったかについて考えるようにしておきたい．次に

不穏をきたす病態について述べる．

● 正常な反応〜パーソナリティの偏り〜脳器質的脆弱性

　何らかの明確なきっかけがあり，それに対して感情的になるケースもある．たとえば入院患者において，その日の検査予定があらかじめ説明されておらず，いきなり検査に呼ばれたときに「これから面会の約束があるのに，検査なんて聞いてないよ！」と声を荒立てるような場合である．これは怒るのも無理はないケースである．

　不穏になった状況確認が必要で，こちらに非があれば謝るべきところは謝るのが基本である．しかし，パーソナリティに偏りがある場合にはスタッフを執拗に攻撃したり，脳器質的脆弱性が高い場合（知的障害，加齢，脳血管障害後など）には感情の起伏が激しくなりがちである．前者の場合には，病棟スタッフ全員で情報を共有し，丁寧かつ毅然とした対応で統一する．後者の場合には，チアプリドや気分安定薬（バルプロ酸など）などの薬物療法の導入を検討してもよい．

● 身体疾患そのものが原因

　脳腫瘍などの脳器質疾患をはじめ，内分泌疾患，膠原病などでは興奮状態をきたすことがある．身体症状よりも興奮状態などの精神症状が強いために医療機関につながり，何らかの身体疾患が判明するケースもある．とくに初発の興奮状態で救急外来を受診した場合には，その場では無理であっても，身体因の評価へつなげておきたい．

● せん妄

　せん妄とは，急性一過性に出現する注意や意識の障害であり，幻覚や妄想，興奮状態などを伴う病態である．これらの症状が1日のなかでも変動が激しいことが特徴である．せん妄にはいわゆる不穏と認識される過活動型のほかに，活動性が低下してどんよりみえる低活動型，混合型に分けることができる．入院患者を受け持っていれば，確実に経験する病態である．科を問わず，臨床医であれば，その対応法は理解しておく必要がある．

● 精神疾患

　幻覚妄想が目立つ統合失調症，不安焦燥が強いうつ病，双極性障害の躁状

態にある場合には，不穏を呈することがある．これらはせん妄と異なり，一般科入院時にタイミングよく発症することは考えにくいので，入院前から精神面の問題を抱えていることが多いはずである．入院前の情報収集がポイントになる．いずれも精神科医による判断と治療が必要と考えてよい．さしあたって症状を緩和するには，抗精神病薬が選択される病態である．

▶ せん妄の原因を検討する

　不穏の原因として最も多いと思われるせん妄について述べる．せん妄には何らかの原因があると考えてよい．①に示すように**直接原因**，**誘発因子**，**準備因子**が複合的に絡み合って起きる．準備因子に関しては対処のしようがないが，せん妄を予測する意味では重要である．誘発因子は環境調整で，直接原因は身体治療により対処しうる可能性がある．

　このなかでとくに気をつけたいのが薬剤である．オピオイド，ステロイドのほか，ブチルスコポラミンなど抗コリン作用のある薬剤，そして点滴に混注されるH2受容体拮抗薬はせん妄を起こしうる．

　また盲点になりやすいのが，抗不安薬や睡眠薬のほとんどを占める**ベンゾジアゼピン受容体作動薬**である．せん妄であることがわからずに眠れていないからとこのタイプの睡眠薬を加えると，逆にせん妄が増悪してしまうことがある．これらの薬剤は脱抑制を促進するので，より興奮が強く出てしまうリスクがある．十分に留意したい．

▶ せん妄には環境調整，そして適切な薬物療法を

　せん妄への対応を考える場合，身体治療をすすめるとともに，誘発因子に対する環境調整は極めて重要である．一般病棟におけるここへの介入は，せん妄の発生頻度を低下させることが示されている[1]．②に具体的な対策を述べる．看護スタッフが得意とする部分も大きいので，スタッフ間で対策を練ることが望まれる．

　次に薬物療法である．現在せん妄に対して保険適用があるのはチアプリド（「脳梗塞後遺症に伴うせん妄」）のみであるが，通常は適応外使用となる抗精

① せん妄の原因

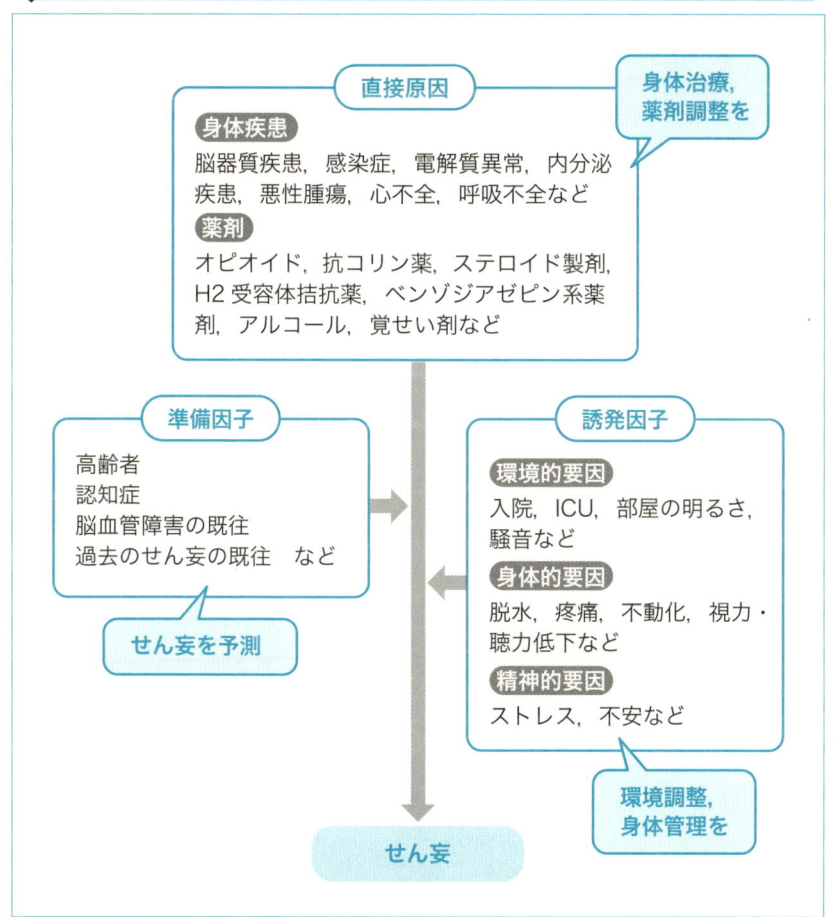

直接原因 → 身体治療，薬剤調整を

- **身体疾患**
  脳器質疾患，感染症，電解質異常，内分泌疾患，悪性腫瘍，心不全，呼吸不全など
- **薬剤**
  オピオイド，抗コリン薬，ステロイド製剤，H2 受容体拮抗薬，ベンゾジアゼピン系薬剤，アルコール，覚せい剤など

準備因子 （せん妄を予測）
- 高齢者
- 認知症
- 脳血管障害の既往
- 過去のせん妄の既往　など

誘発因子 → 環境調整，身体管理を
- **環境的要因**
  入院，ICU，部屋の明るさ，騒音など
- **身体的要因**
  脱水，疼痛，不動化，視力・聴力低下など
- **精神的要因**
  ストレス，不安など

→ **せん妄**

神病薬を使うことが多い．身体治療を進めていくうえでは，投与が必要であることを患者家族に説明しながら使わざるを得ないのが現状である．施設によっては説明文書を用意しているところもある．2011年9月，厚生労働省は，抗精神病薬のうち4剤（リスペリドン，クエチアピン，ペロスピロン，ハロペリドール）に関しては，薬事承認上は適応外であるが保険適用の対象

② せん妄に対する環境調整

病室環境の調整
- ICU や救急病棟は，常にモニター音が鳴り，昼夜の区別もつきにくい．なるべく早めに一般病床へ移床
- ルート類はなるべく減らし，患者からみえにくく，自己抜去しにくい位置にするなど工夫する

基本的な身体管理
- 脱水管理や疼痛コントロールなどをはかる

見当識を保つ
- 時計やカレンダーを病室の見やすい場所に置く
- 感覚遮断を防ぐため，普段使用している眼鏡や補聴器を用意する
- 患者との日常会話のなかで，現在の治療状況につきわかりやすく説明する

昼夜のメリハリをつける
- 日中はなるべく太陽光を入れ，夜間は目覚めたときに周囲がみえる程度の暗さにする
- 不動化を脱するべく，早めのリハビリ導入や離床をはかる

(和田健. せん妄の臨床. 東京. 新興医学出版；2012. p71-4 を基に筆者作成.)

と認めた．とはいえ適応外であることには変わりはない．効果評価とともに副作用(錐体外路症状，過鎮静など)にも十分留意することが求められる．

　抗精神病薬の有効性についてはいくつかの RCT があり，2010 年にはプラセボ対照の RCT ではじめてクエチアピンの有効性が報告[2]されたが，明確な治療方法が確立するまでには至っていない．せん妄の治療薬選択については，患者の状態に応じて，投与経路(経口，筋注，静注)や剤形(錠剤，粉薬，口腔内崩壊錠，液剤)，予測される副作用(錐体外路症状，過鎮静)，糖尿病の有無(オランザピンとクエチアピンは糖尿病には禁忌)などを考慮して処方することになる．なお，予防投与に関してはロゼレム®の有効性を示す報告[3]も出てきているが，まだまだこれからの研究を待たねばならない．

　現時点では，身体管理を第一優先として，リスクとなりうる薬剤を整理す

る．治療環境の整備を行ったうえで，せん妄が起きうる可能性を想定し，起きたときには薬物療法を含めた早目の対応に移るというのが現実的である．

次に処方例を提示する（各薬剤のプロフィールの詳細は第2章向精神薬の項[p89～]を参照）．いずれも定時分を決め，不穏時として適宜追加投与が可能である．追加した量に応じて，定時分を増やしていくのが原則である．

▌経口不可の場合
● ハロペリドールのみと考えてよい
- ハロペリドール（セレネース®）注2.5～5mg＋生食50～100mL　点滴静注

    状況に応じて倍量可．同薬は筋注することも可．これでコントロールできず，どうしても鎮静させたい場合には以下を追加．
- フルニトラゼパム（サイレース®，ロヒプノール®）注2mg＋生食100mL　点滴静注

    舌根沈下のリスクがある．SpO_2モニターを確認しつつドリップし，入眠したら中止とする．

    万一の場合に備え，気道確保の準備と拮抗薬であるフルマゼニル（アネキセート®）を用意しておく．

    ちなみに精神科救急における緊急鎮静では，同薬を20mLの生食に溶かしゆっくり静注することもある．

▌経口可能な場合
● リスペリドンかクエチアピンが第一選択
- リスペリドン（リスパダール®）0.5mg～2mg　分1　夕～就寝前

    液剤，口腔内崩壊錠もあり．標準薬であるが，腎機能障害時には避けるか，少量とする．
- ペロスピロン（ルーラン®）4mg～8mg　分1　夕～就寝前

    リスペリドンに似るが，効果も副作用も少ない．高齢者には使いやすい．半減期も短い．

- ● 糖尿病がなければ
  - ・クエチアピン（セロクエル®）12.5 〜 100mg　分 1　夕〜就寝前
    半減期短い．錐体外路症状は最も出にくい．
  - ・オランザピン（ジプレキサ®）2.5 〜 5mg　分 1　夕〜就寝前
    半減期長い．口腔内崩壊錠あり．制吐作用強い．
- ● 抗精神病薬以外では抗うつ薬も使用されることがある
  - ・トラゾドン（レスリン®）25 〜 50mg　分 1　就寝前
  - ・ミアンセリン（テトラミド®）10 〜 20mg　分 1　就寝前
    半減期はトラゾドンより長い．

> **！ 精神科からのポイントアドバイス**
> ● 不穏をみたら，その出所が大事．とくに身体的基盤を確認してから精神科に相談を

不穏に対する考え方

まずは不穏になった状況確認を．不穏の原因はさまざま．症状変動があるかどうかがポイント

> 明らかな状況因がある場合

- …正常な反応〜パーソナリティの偏り〜脳器質的脆弱性

> 症状の出方に一定の傾向がない

- …身体疾患（内分泌疾患，膠原病など）
- …精神疾患（統合失調症，うつ病，双極性障害など）

> 1日のなかでも症状変動が激しい（とくに夜間が多い）

- …せん妄

不穏の多くはせん妄．その原因を探りつつ薬物療法を行う

> せん妄は，直接原因，誘発因子，準備因子が絡み合って生じる

- …直接原因：身体疾患，薬剤性　◀　身体治療と薬剤の調整・変更
- …誘発因子：環境因，身体的要因，精神的要因　◀　環境調整と基本的な身体管理
- …準備因子：高齢，認知症　◀　せん妄が起こることを覚悟する

> せん妄の薬物療法は抗精神病薬が主役．しかし適応外使用となる

- …内服可能ならリスペリドン（腎機能障害時に注意）とクエチアピン（糖尿病は禁忌）が軸
- …リスペリドンでやや強いようならペロスピロンも選択肢に
- …緩和医療においてなど，せん妄に加え，嘔気が強ければオランザピンもあり
- …経口不可の場合にはハロペリドール（静注，筋注）しかない
  ただし液剤が使えるならリスペリドン，口腔内崩壊錠が使えるならリスペリドンやオランザピンも選択肢となる

入院編

アルコール多飲歴のある患者が入院してきた．気を付けることは？

Do & Don't

- 入院患者では飲酒歴を確認しておく
- アルコール離脱の可能性を疑ったら薬物療法（ベンゾジアゼピン系薬剤＋ビタミンB1）を開始する
- アルコールに関する問題意識をもってもらう

どうアプローチする？

50歳男性．20歳頃から飲酒歴がある．1日日本酒5合くらいは飲んでいる．この度，会社の健康診断で肝機能障害を指摘された．体調もすぐれないため，入院にて精査加療することになった．

対応のポイント

▶入院患者では飲酒歴を確認しておく

飲酒歴を確認する目的は，アルコール依存症，離脱症候群の可能性をみることにある．アルコール依存症とは，急性のアルコール中毒とは異なり，長期間にわたる飲酒により身体的・精神的問題を生じているにもかかわらず，飲酒（量や飲む時間）の自己コントロールを欠いてしまった状態をいう．仕事など社会生活にも支障をきたしてしまう．アルコール依存症には精神依存と身体依存がある．**精神依存**とは渇望欲求が抑えられない状況．これが続くと身体依存に至ってしまう．**身体依存**とは耐性（量を増やさないと酔えなくなる）が形成され，摂取を中断することにより離脱症状をきたす状況をいう．

アルコール依存症に関しては，自ら治療を求めて医療機関を訪れるケース

入院編

は多くはない．何らかの身体的問題がきっかけで入院することになり，アルコール離脱を起こしてはじめて依存症に気づかれることが少なくない．離脱症候群に関しては，精神科医よりも一般医のほうがかかわることが多い病態である．**アルコール離脱は予防が大事**である．一旦起こしてしまうと症状コントロールに難渋することが多く，身体治療にも影響を及ぼすことがある．入院患者においては，飲酒歴の確認は必須である．

前述のケースでは，アルコール多飲歴が当初よりわかっていたので離脱対策をはかりやすいが，事前情報がまったくない場合もある．どんな患者であっても，入院時にはルーチンで飲酒歴を聞いておきたい．できれば家族からの情報も参考にしたい．本人に問診票等に記載してもらう場合，飲酒欄にはやや少なめに書くことが多い．毎日1～2合と記載があれば「5合くらい飲むこともありますか？」と少し多めに聞くとよい．「いやぁ，せいぜい3合ですよ」などと，それなりの飲酒量であることが推測できることもある．「○○のボトルを何日くらいで空けますか」という質問も有効である．

アルコール依存症や過量飲酒を示唆する客観的データとして，**γGTP＞平均赤血球容積（MCV）＞AST メインのトランスアミナーゼ高値に注目したい**．とくにγGTPはトランスアミナーゼよりも早くから上がってくるので，有用な指標となる．

これらからアルコールの問題が疑われるようであれば，アルコール依存症のスクリーニングであるCAGE質問票を活用したい（①）．4項目中2項目が該当するとアルコール依存症が疑われるとされている．

▶ アルコール離脱の可能性を疑ったら薬物療法を開始する

アルコール離脱症候群の症状を②に示す．飲酒歴などから離脱の可能性を疑った場合には，迷わず離脱対策を行うべきである．その場合，最終飲酒がいつであるかを確認しておきたい．「4～5日前くらいです」と答えた場合，それが事実であり自律神経症状なども認めないようであれば，通常は離脱期を越えており，予防投与はしなくてもよい．しかし実際には入院直前まで飲んでいた可能性もある．他院から転院してきたなど客観的で確実な情報でな

49

> ### ① CAGE 質問票
>
> 1. あなたは今までに，飲酒を減らさなければいけないと感じたことがありますか？(Cut down)
> 2. あなたは今までに，飲酒を批判されて腹が立ったことがありますか？(Annoyed by criticism)
> 3. あなたは今までに，飲酒に後ろめたい気持ちや罪意識をもったことがありますか？(Guilty feeding)
> 4. あなたは今までに，神経を落ち着かせたり，二日酔いを治すために迎え酒をしたことがありますか？(Eye-opener)

(Ewing JA. Detecting alcoholism. The CAGE Questionnaire. JAMA 1984；252：1905-7.)

いかぎり，来院直前まで飲んでいたものとして対応するのが安全である．
　アルコール離脱対策を行う目安として，臨床アルコール離脱評価スケール改訂版(CIWA-Ar)[1])を参考にすることもある．しかし，実際にどのくらいの量をどのくらいの期間飲めば離脱を起こすかについては，一定の見解は得られていない．日常臨床においては，すでに自律神経症状が現れている場合はもちろんのこと，過去に離脱の既往がある場合，休肝日をつくれずに連日飲酒(日本酒3合，ビール1500mL，焼酎1.5合くらい以上)しているような場合には予防投与を行いたい．また，いきなり振戦せん妄を起こすことはないので，予防投与の有無にかかわらず，イライラや振戦，発汗などの自律神経症状の出現に十分留意しておくことが大事である．これらの症状を認めたら，即座にベンゾジアゼピン系薬剤を開始あるいは増量とする．投与とともにすみやかに症状の改善をみることが多い．診断的治療にもなる．
　救急外来でもアルコール問題は無視できない．アルコール多飲歴があり，意識障害をきたしている場合には，多量飲酒による急性中毒，頭蓋内病変，身体疾患に起因する肝性脳症などのほかに，アルコール離脱も疑う必要がある．体調が悪くなっていつもの量が飲めなくなり，結果として離脱を起こしてくるケース，アルコールを一切やめようとする心意気はよかったが，頑張りすぎて一滴も飲まなかったがゆえに離脱を起こしてしまったケースなどが

② アルコール離脱症候群の症状

離脱症状の出現時期によって，早期症候群（小離脱）と後期症候群（大離脱）に分けられる．

①早期症候群

最終飲酒から48時間以内にみられるもので，イライラや不安，抑うつ気分，不眠，手指振戦，動悸・頻脈・発汗などの自律神経症状，時にけいれん発作を認める．とくに離脱けいれんは，アルコール中断後，ごく早期にみられる症状である．

②後期症候群

最終飲酒後48時間～96時間以内に起こることが典型例．通常は1週間以内のうちに改善することが多い．自律神経症状の亢進とともに，粗大な四肢振戦，精神運動興奮，幻覚などを主症状とし，**振戦せん妄**といわれる．特徴的な症状として，小動物幻視（床にたくさんの虫が這っている）や作業せん妄（キーボードを打ち込むなど職業に関連した動作）がある．もし，最終飲酒から1週間を越えてもせん妄が遷延する場合には，改めて身体因を洗い直しておきたい．

ある．

離脱症候群の治療としては，身体管理はもちろんのこと，アルコールと置き換えがきくベンゾジアゼピン系薬剤の投与である．はじめに十分量使い，離脱時期を越えたら早めに引く（1週間以内に漸減中止）のが原則である．ただし振戦せん妄を起こしてしまった場合には，通常のせん妄治療に準じて抗精神病薬も使用せざるを得ない．また忘れてはいけないのがWernicke脳症対策としてのビタミンB1の投与である．遅れたら取り返しがつかない．血中濃度の採血をしたとしても結果を待たず，迷わず投与すべきである．

以下に処方例を述べる．

● 経口可能な場合

・ジアゼパム（ホリゾン®，セルシン®）5mg　3～6錠　分3
・ロラゼパム（ワイパックス®）0.5mg　3～6錠　分3

肝障害が著しい場合.

● 経口不可の場合
・ジアゼパム（ホリゾン®, セルシン®）注 10mg　静注で 2～3 回 / 日
注射薬は脂溶性製剤であり，溶媒に混ぜての点滴静注は通常は行わない．筋注も吸収が一定しないので推奨されない．その他の投与経路として，ジアゼパム（ダイアップ®）坐薬を使う方法がある．

● 振戦せん妄が起きてしまったら
ジアゼパムを十分量使うのが大前提．確実な鎮静をはかるには呼吸状態に注意しながらフルニトラゼパムの点滴静注も使う．興奮が強ければ，ハロペリドールの点滴静注や非定型抗精神病薬を併用することもある．

● 上記全例に対して
ベンゾジアゼピン系薬剤とともにビタミンB1（チアミン）投与を併用する．
投与量や投与期間に関しては一定のコンセンサスは得られていない．さまざまな報告をみると，初期投与量としては，Wernicke 脳症／Wernicke-Korsakoff 症候群の診断がついた場合には 500mg の静注を 1 日 3 回で 5 日間程度，疑いやリスクがある場合の予防投与としては 100～300mg/ 日を 3～5 日間程度とするものが多い[2]．いずれも多量である．本邦においては，通常はビタミン B 製剤であるアリナミン® F，ビタメジン®［B1，B6，B12 合剤］を組み合わせて，チアミンとして少なくとも 100～200mg を投与するのが現実的なところであろう．

▶ アルコールに関する問題意識をもってもらう

一般医がアルコール問題にかかわる場面は，身体治療の過程で離脱対策が必要になるケース，意識障害の原因が離脱だったケースがほとんどである．つまりアルコール問題を解決したくて入院しているわけではないことに留意したい．頭ごなしに依存症であることを伝えるだけでは本人の反発を買い，逆効果である．一般医としては，患者本人にアルコールの問題を意識してもらうことが第一である．相手を責めるかたちになるのは望ましくない．アルコールが与える身体への影響について医学的に説明し，このまま飲み続ける

③ アルコール離脱の際に留意すべき疾患

Wernicke 脳症
　ビタミン B1 の持続的欠乏が原因．意識障害，眼球運動障害，失調性歩行を主徴とするが，すべて揃わないことも多い．頭部 MRI では，第3・4 脳室，中脳水道周辺の T2 強調画像での高信号域，乳頭体の萎縮などを認める．死亡のリスクもある．Korsakoff 症候群に至らないよう早期のビタミン B1 投与が必須である．

Korsakoff 症候群
　Wernicke 脳症を経て発症するのが典型例である．意識清明な状態で，記銘力障害，見当識障害，作話 (欠損した記憶を埋めようとする) を認める．この状態にまで至ると改善を求めることは難しくなる．時に粘り強くビタミン B1 を投与することにより若干改善する場合もあるが，リハビリテーション的な介入が中心となる．Wernicke 脳症とまとめて，Wernicke-Korsakoff 症候群と称することもある．

ペラグラ
　ニコチン酸の欠乏が原因．ペラグラの 3D 徴候（認知症：Dementia，皮膚炎：Dermatitis，下痢：Diarrhea）ともいわれるが，臨床現場ではせん妄が遷延することで気づかれることも多い．治療としては，ニコチン酸製剤を投与する．

ことは内科医としては心配であることなどを伝えたい．そして，「最もつらい離脱期を越えたので，これを機に断酒を続けたままアルコール専門医療機関で相談するのがよい」とすすめたい．アルコールに関してはやや専門性が高いので，はじめからアルコールに対応できる医療機関を紹介するのが望ましい．

　アルコール依存症の治療に関しては，断酒が原則であり，最も安全な選択肢である．これまでアルコール依存症の治療といえば断酒しかなかった．アルコール専門病棟に入院し，断酒意欲を高めるための集団精神療法，外来では抗酒薬投与と自助グループ（断酒会や AA：alcoholics anonymous）への参

加というのが一般的であった．最近では少し違う考え方も出てきている．飲酒量を減らすことに同意するなら，断酒が最も望ましい目標であることを伝えつつも**節酒**を求めるというものである．多量飲酒者を対象とした節酒指導（ブリーフ・インターベンション）も普及しつつある．飲酒行動パターンを整理し，飲酒に至る認知や状況，そこに向かう引き金を修正することで飲酒を抑制しようという認知行動療法の考え方も導入されてきている．

うまく専門治療につなげられない場合には，節酒をすすめながら治療関係を保ち，これを実現できなければ「やはり断酒が必要，専門家の手を借りねばならない」と段階を踏んでいくのも一方法である．

> **精神科からのポイントアドバイス**
>
> - アルコール離脱を疑ったらベンゾジアゼピン系薬剤とビタミンB1製剤の投与を．依存症の治療はアルコール専門医療機関へ紹介するのが原則

アルコール多飲歴のある患者が入院してきたら

アルコール多飲歴のある患者が入院したら飲酒情報の確認を

（事前情報のない新入院患者に対してもやることは一緒で，全例で飲酒歴を確認したい）

▼

飲酒量を知る（できれば家族等からの客観的情報を得る），連日飲酒の有無（休肝日の確認），最終飲酒はいつか？　客観的血液データとして，γGTP，平均赤血球容積（MCV）に注目

▼

アルコール問題が疑われる場合には，アルコール依存症スクリーニングCAGE質問票でチェック

アルコール離脱の可能性を疑う場合には，積極的に離脱予防対策を行う

- 離脱症状の初期症状であるイライラ，手指振戦，頻脈や発汗などの自律神経症状に注目
    → これらの症状があれば，すでに離脱症状が起きている可能性が高い，すぐに投薬を開始
- 治療の原則は，ベンゾジアゼピン系薬剤＋ビタミンB1製剤

アルコール多飲，依存症が疑われた場合，アルコールに関する問題意識をもってもらうことが大事

- 離脱期を越えてひと息ついたところで，アルコールの体への影響，このままでは体が心配などと告げる
- アルコール依存症と判断した場合には，できるだけアルコール専門医療機関をすすめる
- 専門機関への紹介がすぐに無理な場合には，断酒が原則であることを伝えつつも，さしあたり節酒という目標をはさみ，段階を踏むのも一方法

入院編

高齢者が肺炎で入院してきた．精神科的に気を付けることは？

Do & Don't

- せん妄は起きると考えておく
- 認知機能をある程度把握しておく
- 不安焦燥が目立つ場合にはうつ病を，無関心・自発性低下では脳器質的基盤の存在を疑う

どうアプローチする？

78歳男性．肺炎の治療目的で入院することになった．入院前まではとくに生活上の問題はなかった．複数の科から数種類の内服薬が出され服用している．

対応のポイント

▶ せん妄は起きると考えておく

高齢者であることだけで，せん妄のリスクになる．高齢者が入院した場合には，常にその可能性を考えておかねばならない．せん妄を見込んで入院時に不穏時薬の指示を出すことはあると思うが，大事なことは起こすリスクをできるだけ減らす工夫をすることである．

このケースの場合，肺炎自体がせん妄の直接原因になりうるため，身体治療が最優先されるのは言うまでもない．その他，常用薬のなかでせん妄を起こしうる薬剤がないかどうかを確認したい．漫然とH2受容体拮抗薬が処方されていることや，長年睡眠薬が出されているケースもしばしば見かける．睡眠薬（ベンゾジアゼピン受容体作動薬）は，せん妄の観点からはできるだけ

使いたくない薬剤であるが，これまで問題なく使ってきている患者では，入院して急に中止することも難しいかもしれない．ただし，せん妄が起きてしまった場合には抗精神病薬などに切り替えざるを得ない．睡眠薬を他薬に切り替えるのであれば，ラメルテオンやトラゾドンあたりが候補となりうる．少なくとも安易に睡眠薬を処方することは避けたい．

　大事なことはやはり**環境整備**である．看護スタッフの力も必要となる．ルート類はなるべく減らし，自己抜去しにくい工夫をする．長期臥床はせん妄のリスクを高めるため，なるべく早く離床させる．日中は車椅子に乗って部屋から出て過ごすなど，昼夜のメリハリをつけるかかわりを積極的に行っていく．変化のない入院環境では見当識もあやふやになりがちである．日付や時間の確認，検査予定なども適宜確認するように心掛けたい．

▶ 認知機能をある程度把握しておく

　高齢者の入院では，ある程度の認知機能も把握しておきたい．もともと認知症の診断がついているケースだけではなく，入院することで認知機能低下がわかることもある．近年は高齢者夫婦，単身者も増え，身体治療で入院を要するようになってはじめて認知機能の問題が明らかになるケースも少なくない．認知機能を把握する目的は，認知症を早期発見して抗認知症薬を投与するためではない．せん妄のリスク評価になることに加え，病状説明の理解がどのくらいできるのか，家族にかかわってもらう必要があるのか，退院後に自宅で過ごすことができるのかなど，身体治療を円滑に進めていくために必要なことである．入院時の認知機能レベルを把握しておくと，もともとなのか，せん妄による軽度の意識障害で一時的に認知機能が悪くみえるのかの判断の助けにもなる．入院時には何となくぼんやりしていたのに，徐々にはっきりしてくることもある．この場合には，入院時にせん妄があり，身体治療によって意識レベルも改善したと考えられる．入院時のざっくりとした認知機能評価は有用である．

　認知機能をみるツールとして，改訂長谷川式簡易知能評価スケール（HDS-R）などがある．しかしこれをいきなり施行しなくても，入院時に患

① 連続引算の考え方

はじめに「100から7を引くといくつですか?」と問う
- 軽いせん妄でも「93」と答えられることは多い

次に「そこからまた7を順に引いてください」と問う ← これに対する返答がポイント
- 「83」と前の答えに影響される（保続傾向）┐
- 「96」と1の位は合っているが，10の位を間違える ┤ 軽いせん妄パターン
- 「いくつから7を引くのでしたっけ?」 │
  「いくつを引くのでしたっけ?」 ┘
- 誤答が多いが，一定の規則性はない ── 認知症，知的障害パターン

（原田憲一．精神症状の把握と理解．東京：中山書店；2008. p154-8. を基に筆者作成．）

者確認の一環として，年齢，生年月日を述べてもらうだけでも意味がある．病院は家から近いか，病院まで自宅からどのように来たか，などの質問も見当識や近時記憶の評価につながる質問である．もし余裕があればHDS-Rの質問のひとつである連続引算（暗算）を行ってみるとよい（①）．正確に鑑別できるわけではないが，ある程度の状況をつかむことができる．参考にされたい．

これらにうまく答えられず，認知機能の低下が疑われるようであれば，HDS-Rやミニメンタルステート検査（MMSE）をフルで施行し，必要に応じて画像評価などさらなる精査をすすめていく．認知機能評価に関しては認知症の項（p150～）を参照されたい．

▶不安焦燥が目立つ場合にはうつ病を，無関心・自発性低下では脳器質的基盤の存在を疑う

うつ病の中核症状は抑うつ気分や興味関心の喪失であるが，高齢者の場合にはこれらの症状よりも，身体症状にこだわる心気症状や不安焦燥が目立つケースが多い．妄想（主に微小妄想）を認めることも少なくない．この場合に

② うつ病と認知症の見分け方のポイント

	うつ病	認知症
発症パターン	週〜月単位，誘因があることあり	ゆっくりと進行
初発の症状	抑うつ気分，不安焦燥	物忘れ，自発性の低下
症状に対する自覚	ある	乏しい
質問への返答	反応が遅く，発語量も少ない	取り繕い，同伴者の同意を求める
食欲	障害されることが多い	顕著な変化はみられない
睡眠	不眠の訴えが多い	顕著な変化はみられない

は自殺のリスクもあるため，すみやかに精神科治療につなげる必要がある．

　また，認知機能障害を伴いやすいのも高齢者うつ病の特徴である．注意を持続させることが難しくなり，処理能力の低下，記憶力の低下を認めるため，認知症のようにみえることがある．参考までにうつ病と認知症の見分けのポイントを示す(②)．実際には両者が合併したり，鑑別が難しいことも少なくないが，おのおのの大まかな特徴は理解しておきたい．原則としてうつ病は可逆性，認知症は不可逆性であるので，迷った場合にはうつ病と考えて抗うつ薬などによる治療を開始し，その反応をみるというのもひとつの考え方ではある．ただし，薬剤による副作用については十分な観察を要する．

　高齢者のうつ病を考える際に，もうひとつ理解しておきたいのがアパシー(無関心)という病態である．アパシーでは，活動性が低下し，興味や関心も示さなくなるので，うつ病のうつ状態との鑑別が難しいことが少なくない．しかしアパシーは抑うつ症状のひとつというよりも，器質的要素がより強い病態と考えられている．うつ病とアパシーでは処方薬も変わってくるので，できるだけ区別したいところである．両者は重なるところもあるが，うつ病では感情面の症状に動きがあるが，アパシーでは動きがなく周囲にも関心がないことが特徴といえる(③)．

　薬物療法としては，うつ病に対しては抗うつ薬が基本である．アパシーに対しては，ドパミンを増やす方向に働く抗パーキンソン病薬(アマンタジン，

③ うつ病とアパシーの鑑別

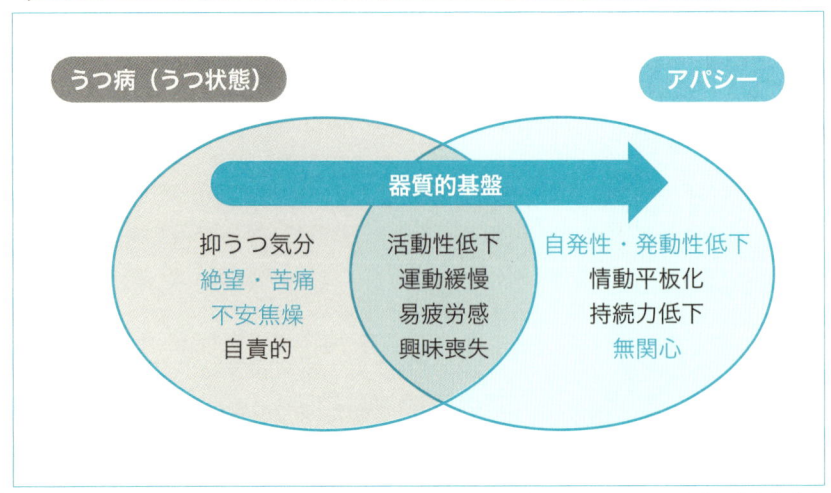

```
     うつ病（うつ状態）                アパシー

              ←―――― 器質的基盤 ――――→

         抑うつ気分    活動性低下    自発性・発動性低下
         絶望・苦痛    運動緩慢     情動平板化
         不安焦燥     易疲労感     持続力低下
         自責的      興味喪失     無関心
```

（藤瀬昇ほか．うつ病と認知症との関連について．精神神経学雑誌 2012;114:p276-81 を基に筆者作成．）

ブロモクリプチン，プラミペキソールなど），脳循環改善薬(ニセルゴリンなど），SNRI(デュロキセチンなど），抗認知症薬であるアセチルコリンエステラーゼ阻害薬(ドネペジルなど)などを病状に合わせて使うことがある．

> **！ 精神科からのポイントアドバイス**
>
> ● 高齢者のうつ病では不安焦燥タイプが多い．自殺リスクも高く早期に専門治療が必要になる．不安焦燥をみたら迷わず精神科に相談したい

高齢者が入院してきたら

高齢者というだけでせん妄のリスクになる．入院時からせん妄を意識しておく

- 内服薬の確認：H2受容体拮抗薬，ベンゾジアゼピン受容体作動薬など，せん妄リスクになる薬剤を確認
- 環境整備：見当識を保つことができるような工夫と，昼夜のメリハリを．早期離床を意識する

入院時の認知機能レベルをある程度把握しておく．これがせん妄の評価にもつながる

- 見当識をみるなど，ある程度の認知機能はつかんでおく
- 入院後，見当識障害を認めた場合，それがもともとなのか，せん妄による一時的なものなのかは，入院時のレベルがわかっていると評価しやすくなる

うつ病と認知症に留意する

- 可能な限り認知症との鑑別を
- アパシーは器質的要素の指標になる

第2章

精神科の基礎知識

1　患者との面接

I　面接とは

　面接とは文字通り「面と向かって話をすること」である．精神科医はこの面接を生業としている．面接には大きく2つの要素がある．患者との関係づくりを前提として，ひとつは診断を進めるための情報収集，もうひとつは治療的側面である．前者は，一般にいう医療面接に相当する．一方，精神科医の面接では後者の意味合いが強くなり，これを精神療法といってもよいであろう（①）．

　精神科医にとって面接の場は，まさに外科医にとっての手術場にあたる．そして言葉はメスに相当する．言葉は精神の病を癒す力をもつが，使い方を間違えれば逆に凶器にもなりうる．それだけ面接という場は一種の緊張を要する．かといってあまりガチガチになってしまうと面接の場が硬直化してしまう．経験を積めば自然と余裕をもった面接ができるようにはなるのであるが，いくつか心掛けておくべきポイントがある．一般的な医療面接の技術だ

① **患者面接の要素**

医療面接　　　　　　　精神療法

診療のための情報収集　→　治療的側面

けではなく，精神療法的側面を理解しておくと，面接に深みが出て，質を上げることにもつながる．ここでは精神療法の観点も踏まえつつ，患者面接におけるコツについて述べる．

II 面接のコツ

▶ 傾聴，受容，共感が基本

　面接で大事なことは？　と問うと「傾聴」「受容」「共感」という用語があがってくる．言葉のまま説明すれば「耳を傾けて聴く」「それを受けいれる」「自分が相手の立場にあると仮定して感じとる」ということになるだろうか．実際にはこれら3つは微妙に絡み合っており，バラバラに分けて考えるよりも，むしろひとつのまとまった塊として捉えたほうがわかりやすい．筆者なりにまとめると，患者に関心を向け，表情や言葉に留意しながら相手を知ろうという意識をもちながら聴くこと，となろうか．この姿勢こそ最も大事な面接の基本である．

　共感に関しては，感じたことを言葉に置き換えて返すのが原則とされるが，言葉だけのマニュアル的な返答はかえってマイナスになることもある．患者が日々のつらさを訴えたときに「それはおつらいですね」と返すのがよいとされるが，視線も合わせず素っ気なく型通りの言葉だけだったら，話を切られて突き放された印象を与えてしまうかもしれない．大事なのはこちら側の聴き方話し方（表情，話すスピード，声のトーンや大きさ）である．これにより相手の感じ方はまったく異なってくる．適切なタイミングでうまく言葉を発する自信がなければ，むしろ静かに話を聴きながら軽くうなずき「なるほど」「そうなのですね」くらいのスタンスのほうがよい．相槌は，相手とこちら側をつなぐような機能をもっており[1]，面接の潤滑油にもなりうる．

診察時間が長ければいいというものではない．時間と面接の質は比例しない

「忙しくて十分に話を聴けない」とはよく聞くフレーズであるが，これは必ずしも正しくない．3分診療と30分診療を考えてみよう．30分が10倍の効果をもたらすだろうか．決してそんなことはない．しかも3分間をタイマーで測ってみると，思いのほか長く感じられると思う．3分診療という言い方には否定的ニュアンスが含まれているが，本邦の医療現場においては短時間しかとれないのが現実である．そのなかでいかに工夫できるかが勝負である．もちろん初診時にはある程度の時間はとりたい．精神科診察では30分は欲しい．現病歴のみならず，これまでの生活歴，家族との関係性，学校，職場での様子を確認することは極めて大事であり，一般科診療よりも聴取すべき事項が多い．そのため精神科外来では，初診と再診を分けている施設もある．しかし再診時間は通常3〜5分，長くて10分くらいの時間しかとれない．一般科においては初診ですら十分な時間がとれないであろう．それぞれの科の特性があると思うが，診療時間が短いことをそれほど気にすることはない．むしろ限られた時間のなかでよりよい面接をすることを意識したい．それには，傾聴，受容，共感という基本姿勢のもと，患者が求めていることを的確に判断すること，面接のはじめと終わり方を意識することがポイントになる．いい面接であれば5分でも患者の満足度は高い．うまくいっている外来では，再診時に待ち時間が長いという不満を聞くことはほとんどないはずだ．

深く聴きすぎない．突っ込みすぎて収拾がつかなくならないように

時間があると，よかれと思ってつい長々と聴いてしまうこともある．たとえばストレスがありそうだとわかり，ここがポイントだと思って掘り下げてみたら「幼少期から母親との関係が悪くて悩んでいる」「職場の同僚との関係

が悪くて異動したい」などとさまざまな悩みが噴き出してしまうことがある．医師側としては聴いてあげた満足感があるかもしれないが，患者側としては，ここまで話したのだから何とか解決してほしいと過剰な期待をもち始めることがある．切り込みすぎて出血しているのに止血できませんでは無責任である．出血するリスクや止血する手法を熟知したうえで，そこを扱うのであればよいが，一般医にはいささか荷が重い（精神科医にとっても同じだが…）かもしれない．侵襲性のない天気や趣味などを話題にするのはいいが，ストレスの内容に関しては深入りせず，あえて聴きすぎないという判断も大事である．

　病状が安定していていつもは数分で終了する再来患者に，ちょっと時間があるからといつもと違うことを聴いた途端，話が終わらなくなり，病状まで不安定になることがある．パターン化された面接構造（話の聴き方や診察時間など決められた面接のやり方）が患者の安定につながっているケースもある．長期安定の通院患者，精神疾患では統合失調症や発達障害圏の患者では，原則として固定化された「いつもの」診察の進め方を守ったほうがよい．

　患者に関心をもつことは大事ではあるが，不用意に聴きすぎること，個人的興味から深く入っていくこと，感情移入しすぎることは基本的には避けたほうがよい．

原因探しをするよりも，まずは対症的な手当てを

　一般科外来において，体の症状を訴えるも身体的問題が見つからない患者は少なくない．この場合の対処の仕方には，大きく2つの方向がある．ひとつは症状を出していると思われる原因に深く切り込んでいく方向，もうひとつはあまり深入りせずに，表に出てきている症状に対処していく方向である．身体要因が見つからないと何らかの心因を探したくなる．「神経症に心因なし」（笠原嘉）[2]との名言があるが，症状と心因を結び付けることは，必ずしも正しくないことがある．これぞ心因だとわかった気になっても，正解とは限らないことは留意しておきたい．一般医としては，2つの方向のうち，まずは

面接時に避けたいフレーズ

▸「悪いところはないです，気のせいでしょう」
　医者側が考えることを止め，突き放されたように聞こえる．気のせいは余分．異常所見はないという診察結果を静かに伝えればよい．
▸「気持ちはわかりますよ」
　患者の口をふさぐフレーズ．こう言われると何も言えなくなるし「わかるわけがない」と反発したくなる．
▸「私も同じ経験をしていてね…」
　医療者の自己開示で気持ちをつかもうとする手法は実は高度．通常は避けたい．一時的な効果があったとしても，患者が医療者に気を遣うことにもなる．ほどよい距離感は必要．
▸紹介元からの処方内容をみて「これはひどい治療を受けてきましたね」
　仮にそうだとしても前医の悪口は避ける．これまでの患者の受療行動をも否定することになる．明日は我が身．後からなら何とでも言える．
▸処方した薬が効かなかったと患者に言われ「そんなことはないはずです」
　自分は完璧に見立て処方したと思っても，うまくいかないことはある．効果がないという患者の声を受け止める謙虚さは必要．

リスクが少ない後者の考え方に立ち，患者に対していくべきであろう．
　たとえば不安で手が震えるという患者に対しては，不安の原因追究に躍起になるのではなく，まずは症状を緩和する方法（リラクゼーション，必要に応じた薬物療法）を考え，ある程度症状ともうまく付き合っていきながら焦らずにやっていきましょうという方向性を提示するのがよい．症状がやわらいで余裕が出てくると，自然と解決につながることもある．

忙しいときこそ落ち着くこと．ひとつでもホッとできる話を．はじめと終わりに気を遣う

　一般科診療は極めて限られた時間で行われる．待ち患者が増えてくると，どうしても焦りが出てくるし，それが患者側に伝わってしまうことがある．忙しいときこそ忙しさがみえない雰囲気づくりを心掛けたい．せわしなく視線を動かしたり，体を揺することなく，ゆったりと患者に目を向けることを意識したい．そのほうが診察もスムーズに流れる．いい関係ができてくると，患者のほうが状況を察して「今日はお忙しそうだから要件だけで」と言ってくることもある．

　また面接の開始時，時間があるときには「いかがでしたか？」と切り出してもいいが，時間がないときには「前回始めた薬の効きはどうですか？」と焦点を絞って確認するのがよい．そのためにも診察ごとに，次回確認することを1行でも書き留めておくとよい．診察間に連続性ができ，滞りなく診察を進めることができる．

　最後にもうひとつ．面接のなかでひとつでもホッとできる話を加えたい[3]．「体のことが不安で不安でしょうがない」という患者に「ちょっとでも不安を忘れているときはないですか？」と視点を切り替える質問をしてみる．「そういえば犬の散歩をしているときは感じていないかも」と展開し，犬の話を少しできるかもしれない．苦しいだけで会話を終わらせない工夫をしたい．また診察を終えるときに「外は寒いのでお気をつけて」などの一言があるといい．日々の診察のなかに，わずかでも力が抜ける「間」をつくりたい．

　電子カルテを導入している医療機関が増え，画面をみる時間がどうしても多くなってしまった．これは避けられない．少なくとも患者が入ってくるときには顔をみて，退出するときには背中を見送りたい．

> **column**
>
> **精神科医のカルテ**
>
> 　電子カルテが広く使われるようになり，紙カルテ時代にくらべると，同一病院内の他科の受診記録を目にする機会が増えているように思う．精神科医のカルテは多様であり，医師と患者のやりとりを逐語的に記載しているケースもあり，興味をひかれることもあるであろう．読んでもいいのであるが，注意してほしいのは，家族関係や職場問題など心理面に深くかかわる記述があった場合である．皆さんの診察時に，よかれと思って「いろいろ大変みたいですね」などということは避けるべきである．ここには他科には知られたくない内容も含まれている．話したことが拡散している印象をもたれると，精神科診療に支障をきたすだけでなく，皆さんにも心を閉ざしてしまうこともある．精神科のカルテ記録を読めないように操作できる電子カルテも存在はするが，ちょっとだけ意識しておいてほしい問題である．

Ⅲ 「精神療法」から学ぶ

　近年では薬物療法の重要性が高まってはきているが，精神科医のアイデンティティを支えるのは，精神療法といっても過言ではない．精神療法は大きく2分される．精神分析療法など特別な名前がついた狭義の精神療法と，これらの基盤となる広義の精神療法がある．後者は，ほぼ支持的精神療法と同義と考えてよい．

　精神療法と聞くと，一般医にはやや距離を感じられるかもしれないが，その考え方自体は特別なことではない．そこには日常診療においても使える技がある．次に少しだけ紹介したい．

広義の精神療法
精神療法の基本となる支持的精神療法

　支持的精神療法は，あらゆる精神療法の基盤であり，精神科面接そのものといえる．支持とは，患者の考え方を変えようとするのではなく，受容することを中心に据え，状況に応じて助言や励ましなどを加えることによって本人を支えていこうとする臨床的姿勢である．支持というとただ聴いているだけで治療らしい治療をしていないようにみえるかもしれないが，向き合って話を聴くという行為は，静かにみえてもそれなりにパワーを要する．精神分析など特別な名前がついている治療法のほうが格上で有効性が高く感じられるかもしれないが，支持的精神療法なくして精神療法は成り立たない．患者にとって，しっかり向き合って話を聴いてもらえるという体験は，不安をやわらげ，本人自身が自分の問題点を整理できることにもつながる．これは精神科に限らず，一般診療においても同様のことがいえる．科を問わず優れた臨床医の診療には，支持的精神療法のエッセンスが溶け込んでいるように思う．

狭義の精神療法
専門性は高いがエッセンスは一般医にも使える

精神分析療法

　フロイトにより創始された療法である．精神分析とは，人間の心に無意識があることを認め，心のみえないところを言葉で考えようとする営みである[4]．言葉にすることでみえないものが「見える化」され，問題点を扱えるようになる．正式な精神分析は，治療契約（時間，頻度，料金など）を結んだうえで，1対1の関係性のなかで両者間に起こる心の動きを扱うもので，特別な訓練を受けた医師にしか行うことができない．しかし，この考え方は，一般診療においても応用できるところがある．患者の言葉や心の裏に隠れた部分を想像し，思いを巡らせることは，身体治療に対する不安などを感じと

ることにつながる．

また，精神分析には**転移**と**逆転移**という重要な概念がある．これらを扱って解釈（治療者の理解を言葉で伝える）することが精神分析の基本である．転移とは，過去の人間関係のかたちが治療者と患者間に現れるという考え方のもと，患者が治療者に対してある感情を抱くことをいい，逆に治療者が患者に何らかの感情を抱くことを逆転移という．日常診療においては，医師患者が双方ともにお互いに陽性感情だけではなく，陰性感情を抱くこともあるだろう．そこに巻き込まれることなく，医師自身と患者の心の動きを意識的に俯瞰してみることで，両者の関係性を整理でき，落ち着いた対話が可能になる．こうした行為自体が，共感することにもつながってくる．

認知行動療法

認知行動療法とは，認知の偏りを修正し，問題解決を手助けする治療法である．うつ病や不安障害，不眠症，摂食障害などさまざまな精神疾患に効果があることが実証され，急速に普及しつつある．ここでいう認知とは，ものの受け取り方や考え方のことである．人はそれぞれ考え方の癖をもっている．ただ，それがやや極端な場合，自分自身を苦しめてしまうことがある．たとえば，メールをしたのに返事が来なかった場合，「きっと嫌われたに違いない」「返事もよこさないなんてひどい」など抑うつ感や不安，怒りにつながることがある．しかし事実は「メールの返事がこなかった」ことだけであり，実際には相手は忙しくてまだみていない可能性もある．こうした認知の歪みに働きかけ，目の前の問題にバランスよく対処できるようにしていくのが認知行動療法の基本的考え方である．面接場面だけではなく，ホームワークなど自分自身で行う作業を通して現実とのギャップを明らかにし，思考のバランスをとっていく．

一般診療の場においても，患者に検査結果を伝えただけで「もうだめだ」と悲観的になってしまうようなケースがあるだろう．不安だけがひとり歩きして思考の幅が狭くなってしまうのをいったん止め，いろいろな可能性があり，さまざまな考え方ができることを確認しながら患者の不安に対処してい

くことは，ひとつの認知行動療法的アプローチといえる．

森田療法

森田正馬(もりたまさたけ)が1920年頃に創始した治療法である．定型的には入院療法が原則であったが，最近では外来治療も行われるようになっている．基本姿勢は，不安を「あるがまま」に受け入れて，行動に意識を向けていく考え方である．不安や恐怖は消そうと思えば思うほど気になってしまうものである．ここにヒントを得て，不安を無理に制御しようとせず，これを受け入れてそのまま抱えつつ，日常生活に意識を向けて行動していくことを主眼としている．

これも日常診療に使える考え方である．とくに身体表現性障害には有効である．身体的に大きな問題がないのに身体症状が気になって悩んでいるような場合には，これを無理に消し去ろうとせず，症状をもちながらも勉強や仕事など日常生活に意識を向けて行動していくように促していく．原因を見つけて追究することをいったん横に置き，生活に目を向けていく．この森田療法的対応は，マイナスがないことが強みである．一般医にも使いやすい方法論である．

2 精神疾患をいかに捉えるか

I 精神科医は患者をどのように見立てるか？

　一般医からすると精神科の診察は密室性が高く，みえにくいところがあるかもしれない．精神科診断の手引きとしては，ICD や DSM という診断基準が存在する．しかし多くの精神科医は，診療時にこれらを参考にすることはあっても，決してバイブル的あるいはマニュアル的に使っているわけではない．ここでは筆者も実践している精神科医としての日頃行っている患者の見方を紹介したい．一般医にとっても参考になるところが多いと思う．

診察の下準備―問診票と見た目

▶問診票から情報を得る

　外来新患の場合，患者の顔よりも先に，問診票をみることが多い．受診理由を確認することはもちろんのこと，同伴者や誰が記載しているかもポイントとなる．そのほかにも紹介状からは得ることのできない重要な情報が詰まっている（①）．

▶見た目は重要

　身体診察において視診があるように，精神科においても見た目が大事である．診察室に呼び入れる前に，待合室で待っている様子を，遠目から眺めることもある．筆者の場合，眺めるのが不自然なときには，どこかに行くふりをしながらちらっと様子を観察することがある．もちろん時間がない場合は

① 問診票をみる際のポイント

本人が記載

少なくとも明らかな受診拒否はない．本人に受診の意思がある

- 質問への回答内容，言葉の遣い方 ▶ 理解力の程度，知的レベルの推測ができる
- 筆圧，文字の大きさ，文字量 ▶ エネルギーレベル（躁，うつ傾向），バランス感覚（発達障害圏を疑うひとつの指標），几帳面さ（パーソナリティ傾向）などを推測できる

同伴者が記載

本人が受診に完全には同意していないか，できない状態．本人よりも周囲が困っている可能性がある

- 本人が受診に同意していない ▶ 幻覚妄想が存在している可能性
- 書くことができない ▶ 知的障害，認知機能低下，エネルギーレベルの低下

② 見た目から推測する精神状態

- ▶ ため息をつきながら下を向いている，動きが少ない ▶ **抑うつ状態**
- ▶ 派手な化粧や服装，大声でしゃべりまくっている ▶ **躁状態**
- ▶ 体を小刻みに震わせながら，ときどき汗を拭いている ▶ **不安状態**
- ▶ 周囲を警戒して視線が定まらない，独り言を言って落ち着かない
  ▶ **幻覚妄想状態**

不可能ではあるが…

　ここで知ることができるのは，緊急性の度合い（待てるか待てないか）をはじめとして，エネルギーレベルが落ちているか上がっているか，過度の不安や緊張がないかなどであり，大まかな精神状態を把握できる（②）．また同伴者との関係性もみてとれることもある．関係性に何らかの問題がある夫婦や親子では，時に離れて座っていることもある．

診察に入る―患者と対面する

▶病歴をとる

　ここまでの情報を得たうえで，患者を呼び入れる．この時点で，ある程度当たりがついていることも多い．しかしはじめて患者と対する際には，これまでの情報をいったん横に置き，対面で受ける第一印象を大事にする．診察室に呼び入れてから着席するまでの様子も観察する．化粧や服装，表情，歩き方などにも注意を払う．

　そしてようやく病歴聴取に入る．主訴，現病歴はもちろんのこと，精神科診療においては，既往歴，家族歴，そして生活歴が重要になる（③）．

　なお，家族同伴で来院している場合には，できるだけ双方から話を聴きたい．本人と話ができる状態であれば，まずは本人から話を聴く．そのうえで，同伴者からも話を聴いてよいか，あるいは同席してよいかの同意を本人からしっかり得ておく．診察の主役はあくまで本人である．家族の話を優先して聴くと，家族と医師がグルになっているという印象を与え，診療拒否につながることもある．

---

③ 病歴をとる際のポイント

① **既往歴**：身体疾患（身体疾患の状態と精神症状出現の時間的関連も確認）
　　　　　精神疾患（過去の診断名，通院歴，そのときの内服薬を確認）
　　　　　内服薬（ステロイド製剤，インターフェロンなど精神症状に影響のある薬剤の有無を確認）
② **家族歴**：精神科的遺伝負因（診断に迷ったときの参考にもなる）
　　　　　家族，同居者，キーパーソンの確認（生活状況を知るヒントになる）
③ **生活歴**：生育環境，学校や職場での状況，友人関係（症状出現の契機となる出来事がないかを確認）
　　　　　アルコール飲酒歴（アルコール離脱や依存症の可能性）
　　　　　月経歴（月経前緊張症などの可能性）

④ 見立ての進め方

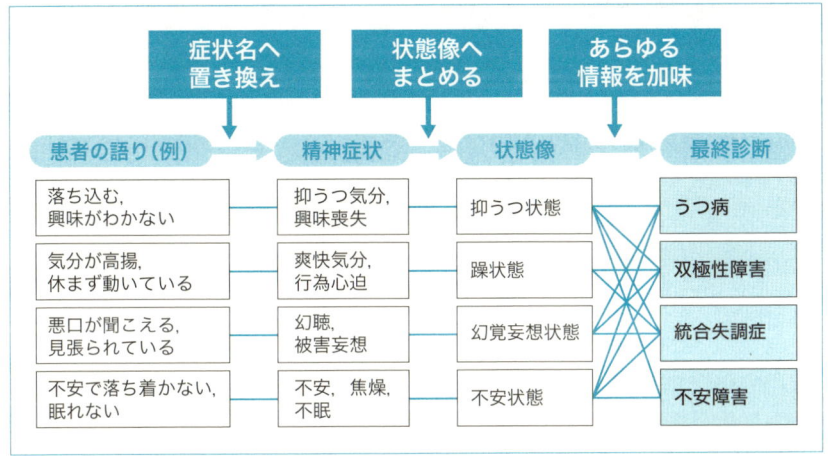

患者の語り（例）	→ 症状名へ置き換え → 精神症状	→ 状態像へまとめる → 状態像	→ あらゆる情報を加味 → 最終診断
落ち込む，興味がわかない	抑うつ気分，興味喪失	抑うつ状態	うつ病
気分が高揚，休まず動いている	爽快気分，行為心迫	躁状態	双極性障害
悪口が聞こえる，見張られている	幻聴，被害妄想	幻覚妄想状態	統合失調症
不安で落ち着かない，眠れない	不安，焦燥，不眠	不安状態	不安障害

（保坂隆．ナースのためのリエゾン―精神医学へのアプローチ．東京：南山堂；1996. p14 図1を基に筆者作成．）

▶ 精神症状を評価し，状態像をつかみ，診断にせまる

　病歴をつかんだ段階で，意識，知能，記憶，知覚（幻覚など），思考（妄想など），感情（抑うつ気分など），意欲などの精神症状の評価に入る．実際には病歴をとる過程のなかで，その話しぶりなどから意識状態や知的水準を感じとり，知覚，思考，感情についてもある程度把握できていることが多い．病歴をとり終わった段階で，不足しているところを改めて確認するというのが一般的な流れである．

　こうした流れのなかで「気分が落ち込む」→「抑うつ気分」，「悪口を言われる声が聞こえる」→「幻聴」などと，本人の訴えを精神症状名へ置き換えを行い，それらの総体としての状態像（抑うつ状態，躁状態，幻覚妄想状態など）をつかむ．ひとつの状態像にはさまざまな疾患が含まれる．たとえば，抑うつ状態をきたす疾患としては，うつ病が代表的ではあるが，統合失調症などにもみられるし，身体因の検討なども必要になる．これらあらゆる情報を踏まえて，最終診断へと進めていく（④）．

Ⅱ 精神科診断とは

　精神科診断をいかに考えるかは，非常に難しい問題を含んでいる．身体因が明確な場合を除いて，発病の原因が明らかになっている精神疾患は存在しないといっていい．極論すれば，精神科診断とは，どのように分類するとうまくいくかという考えのもと，恣意的につくられたものにすぎない．診断基準の代表選手である DSM をみても，改訂により新たな診断名が生まれたり，枠組みが変わったり，逆に消えていくものもある．これは新しい疾患が見つかったのではなく，分類する線の引き方が変わっただけといえる．身体疾患でも同じようなことはあると思うが，精神疾患ではより顕著である．ここが精神科のわかりにくさにもつながっている．さまざまな生物学的研究や症例の積み重ねにより，より優れた診断基準をつくろうとする意思は感じられるものの，精神科医ですら混乱しているのが現状である．診断について語りだすと 1 冊の本になるくらいなので，ここでは簡潔にまとめたいと思う．

　現在，本邦で使われている診断方法を大別すると，古典的な診断方法である伝統的（あるいは従来）診断と，近年の主流である操作的診断の 2 つがある．国際的には後者が使用され，最近の成書ではこれに準拠した記載がなされるようになってきたが，現在でも伝統的診断を用いている精神科医も少なくない．両者は優劣をつけられるものではない．精神科医には，極端な伝統的診断派と操作的診断派がいるが，筆者も含め，臨床現場では伝統的診断，論文作成時は操作的診断などと状況に応じて両者を使い分けている医師が多いと思う．

伝統的診断　―古典的分類
（質的診断：病因から考える方法）

　従来はドイツ医学の流れを汲んだ病因論から分類することが一般的であ

2 精神疾患をいかに捉えるか

⑤ 精神科における伝統的診断方法

① **外因（身体因）**：脳やほかの臓器における身体的問題が原因，何らかの薬物が原因
- 脳自体に病変がある：器質性精神病
  頭部外傷，脳腫瘍，脳梗塞，髄膜脳炎，認知症など
- 身体疾患の影響が脳に及んでいる：症状性精神病
  肝性脳症，尿毒症，膠原病，甲状腺疾患など
- 身体疾患の治療薬や中毒性物質が影響している：中毒性精神病
  ステロイド製剤，アルコール，覚せい剤など

▼

② **内因**：遺伝や体質の関与が推測されるも，現時点では明らかな原因が不明
  統合失調症，（内因性）うつ病，双極性障害など

▼

③ **心因**：心理的ストレスや環境因が原因
  神経症，心因反応など

り，外因（身体因）→内因→心因の順で診断を進めていた（⑤）．

外因とは，心にとっての外という意味で身体因と言い換えることができる．これらはさらに，脳自体に問題がある場合（器質性精神病），ほかの臓器に問題がある場合（症状性精神病），そして薬物が原因となる場合（中毒性精神病）の3つに分けられる．これらの可能性を吟味したら，次は内因の検討である．

内因とは，遺伝や体質の要因が推測されるも，現時点ではこれだという原因確定にまでいたっていないということを意味する．精神科の中心的疾患である統合失調症，（内因性）うつ病，双極性障害が代表格である．これらは精神科においては古くからの研究対象となる疾患であるが，まだまだその病態に関してはわかっていないことが多いため，内因性疾患に分類される．

そして最後にくるのが心因である．何らかのストレスや環境に対して不安や葛藤があり，それにより精神変調につながるものが心因性疾患とされる．

いわゆる神経症や心因反応が相当する．一般外来において，症状の説明が身体面からつきにくいときには，つい心因性と結論づけたくなるが，あくまで診断の手順としては最後にくることを確認しておきたい．

このように，伝統的診断は病因から考えるというある意味わかりやすい分類方法ではあった．しかし心因と内因の分け方など診断者の主観的判断に任されている部分も大きく，次第に診断基準の信頼性（診断の一致率）が高くないことが指摘されるようになってきた．また，生物学的研究の発展により，心因や内因と思われていたなかにも器質的問題の存在が指摘されるようにもなってきた．そこで，曖昧となりがちな病因論はいったん横に置き，定められた基準に従って診断を行えば，一定の結論に達しうる客観的な診断基準をつくるべきではないかという観点で編み出されたのが，操作的診断基準である．

操作的診断 ―新しい分類
（量的診断が主：症状の数え上げによる方法）

操作的診断とは，簡単にいうと質的ではなく主に量的観点，つまり，診断に必要とされる症状とその数，症状の持続期間などを定めることにより，ほかの疾患との区別を明確化しようとしたものである

精神科の操作的診断基準としては，アメリカ精神医学会によるDSM（diagnostic and statistical manual for mental disorders），世界保健機構（WHO）による国際疾病分類ICD（international classification of disease）がある．これらは検討が重ねられ，改訂が続けられている診断基準である．操作的診断の意味合いをもつようになったのは，DSM-Ⅲ（1980年）からであり，DSM-Ⅳ（1994年）を経て，一部改訂されたDSM-Ⅳ-TR（2000年）の時代がしばらく続いたが，2013年にDSM-5が発表されたところである．

DSM-5における主な変更点としては，科学的実証が盛り込まれていること，DSM-Ⅲ以来採用されていた多軸診断（Ⅰ～Ⅴ軸の5つの側面から診断）の廃止，スペクトラム概念（疾患間の区分を連続体として捉える）の新規導入

である．疾患の枠組みにもいくつかの変更点があるが，精神科以外の医師が詳しく知る必要はない．精神科の世界には，DSMに批判的立場の精神科医がいる．確かに原因論を横に置き，症状の数え上げで診断を決め，安易に処方に走ることは危険である．しかし英文での論文作成や治験の際には，DSMに基づいた診断が求められる．世界共通言語としての診断の枠組みは必要であろう．

ICDにおいては，現在使われているICD-10(1992年)から操作的診断基準の考え方が導入されている．現在DSM-5の発表を受けて，ICD-11に向けて検討が重ねられている．疾患統計や公的診断書ではICDに基づいた診断名が求められる．

III 一般医にすすめる精神症状の見立て方
―診断の第一歩は身体因の吟味から

一般医にすすめたい精神症状の見立て方は，伝統的診断に基づいた考え方である．DSMを使いこなすのは，現実的には難しい(精神科医ですら難しい)．疾患概念を知る目的でDSMをながめるのはいいが，これを用いて診断することはあまり考えないほうがよい．

まずは身体的問題の評価をする．そして統合失調症とうつ病・双極性障害の可能性を検討し，最後にそのほかの疾患を考えるという流れが最も失敗が少ない(⑥)．さらに別の軸として，発達障害やパーソナリティ特性という見方も簡単に紹介しておきたい．一般医においては，各疾患を正確に診断することよりも，リスクが少ない見立て方を理解しておくほうがよい．

まずは身体因（身体疾患，薬物）の検討

精神疾患を疑ったら，身体的問題(身体疾患，薬物)による可能性を検討する．これは一般科診療そのものである．ストレスがあって，ちょっとうつっ

⑥ 一般医にすすめる精神症状の見立て方の手順

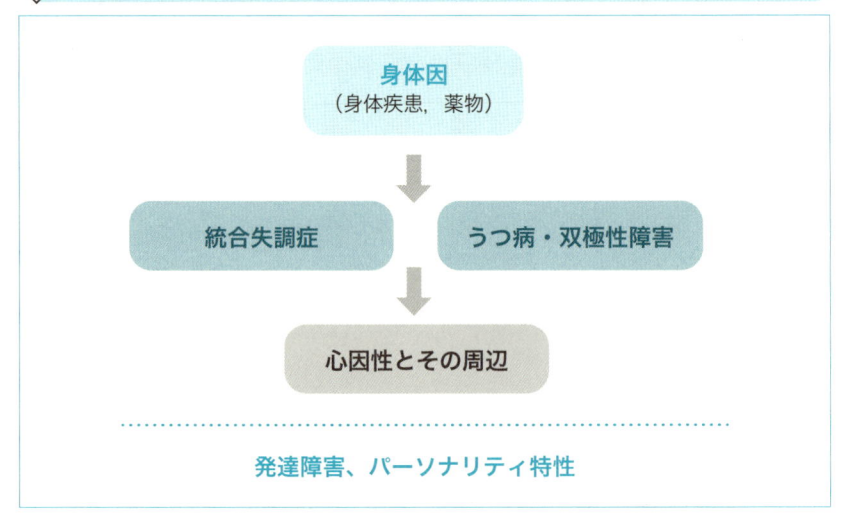

```
        身体因
    （身体疾患，薬物）
           ↓
  統合失調症   うつ病・双極性障害
           ↓
      心因性とその周辺
  ----------------------------------
      発達障害、パーソナリティ特性
```

ぽいからといってすぐに精神科の問題と決めつけずに，まずは体の問題の関与は本当にないか？　という視点をもちたい．甲状腺機能異常，あるいはインターフェロンなどの投与薬剤が原因かもしれない．ここでの吟味がなされていないと，解決可能な問題を見過ごしてしまうことになりかねない．「これは精神科系だな」と決めつけた時点で思考は停止する．ここは「精神科系かも」にとどめ，身体検索を十分に進めてほしい．

　身体疾患を基盤とした精神疾患は，その病因によらず，ある一定のパターンを呈する（⑦）．急性期では一過性の意識障害が主症状であり，いわゆるせん妄などを認め，移行期には**通過症候群**，慢性期にいたると不可逆性に認知機能低下やパーソナリティ変化をきたすことがある．通過症候群とはWieckにより提唱されたもので，急性期から慢性期に向かう時期に，意識障害がないにもかかわらず，可逆的な幻覚や妄想，認知機能障害を呈する状態をいう．この期間は日単位から月単位のこともあるため，焦って統合失調症や認知症と診断することなく，注意深く観察したい時期である．

2 精神疾患をいかに捉えるか

⑦ 身体に基盤があると考えられる精神病

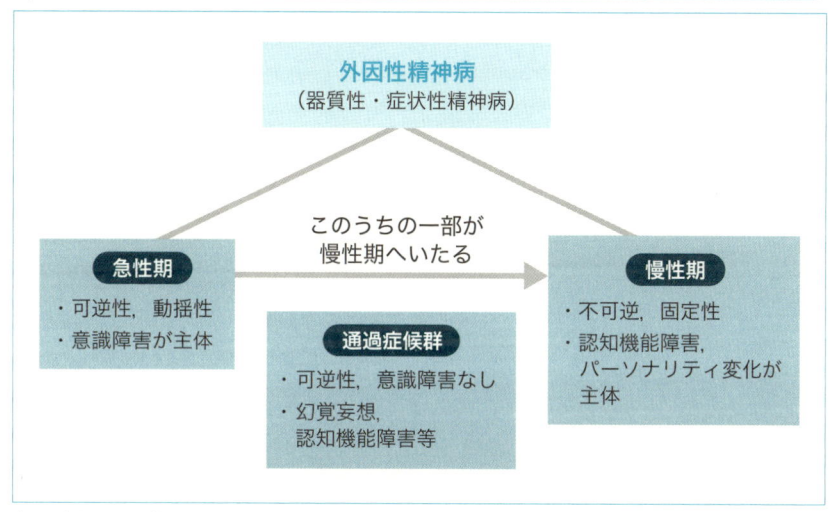

```
                    外因性精神病
                （器質性・症状性精神病）

                  このうちの一部が
                  慢性期へいたる

   急性期                              慢性期
  ・可逆性，動揺性                    ・不可逆，固定性
  ・意識障害が主体                    ・認知機能障害，
                                      パーソナリティ変化が
              通過症候群                主体
            ・可逆性，意識障害なし
            ・幻覚妄想，
              認知機能障害等
```

(中井久夫ほか. 看護のための精神医学 第2版. 東京:医学書院;2004. p237図13-1を基に筆者作成.)

▶ 総合失調症，うつ病・双極性障害の可能性を検討

　身体因の検討を終えたら，精神科の代表的疾患である統合失調症，うつ病・双極性障害の可能性を考える．詳細は他項に譲るが，これらは精神疾患の東西両横綱に相当する．明確な心因があるわけでもなく，どちらかというと脳自体の疾患という印象もあり，器質性疾患に近いところがある．内因性という概念はいずれその器質的原因が追究され，ひょっとすると消えてしまう運命にあるのかもしれない．

　初発の幻覚妄想状態やうつ状態においては，身体因を除外した後に，これらの可能性を検討したい．とくにうつ状態を呈する若年者の場合には，統合失調症を一度は疑っておきたい．うつ病の一部を一般医がみることがあるかもしれないが，ここに相当する疾患は，基本的にはいずれも精神科医が診たほうがよい．できるかぎり精神科医につなぎたい．

83

心因性とその周辺の疾患を検討

最後に考えるべきものが心因性である．伝統的診断でいう心因性疾患には，いわゆる神経症や心因反応が相当する．

神経症とは，身体的問題がなく，心理・環境因や心理的葛藤が基盤にあり，何らかの誘因により不安をはじめとしたさまざまな精神症状をきたす病態をいう．不安障害，身体表現性障害などがここに相当する．しかし従来心因性に分類されていたパニック障害や身体表現性障害のなかには，生物学的な病因が想定されてきたり，明確な心因が見つからないケースもあり，厳密な意味で心因性とするには無理が出てきた．だが，一般医にはそこまでの厳密性は必要とされない．その辺りも含めて，心因性とその周辺疾患くらいのイメージで考えておけばよい．これらは慢性的に経過するものが多く，原則として急ぎで対処しなければならない病態ではない．しばらく一般医が付き合ってもいい病態ともいえる．身体表現性障害などはむしろ一般医のほうが上手に対応できるかもしれない．

心因反応は，最近はあまり使われなくなった用語であるが，何らかの状況因を契機とし，個人の資質と相まって精神症状が出現するものを指す．激しい反応を呈するものから軽度のものまでさまざまである．心因反応は伝統的診断による病名であるが，DSM でいうと，短期精神病性障害，急性ストレス障害，心的外傷後ストレス障害，適応障害などに分類される．

発達障害とパーソナリティ特性という視点

これはやや応用編になるが，見方の幅が広がるので若干述べておきたい．患者と話していて，精神疾患とまではいえないが，何となく違和感があるということがないだろうか．ここに発達障害という軸をもってくると理解が進むことがある．これは障害というよりも，どちらかというと個人の特性である．

もうひとつの視点がパーソナリティである．これも個人の特性に当たる．

どのようなパーソナリティ傾向をもつかを感じることができると，見立てや患者との接し方の参考になる．

▶ 発達障害

発達障害にはいろいろな分け方があるが，ここでは大きく知的障害と自閉症スペクトラム障害の2つに分けて考える．基本的にはいずれも幼児小児期からの問題であるが，ごく軽度の場合には，まったく気づかれずに生活している人や，成人になってから環境の変化を契機に顕在化することもある．最近では大人の発達障害が注目され，関連の書籍[1]も発行されている．興味があれば参考にされたい．

発達障害を診断する力は必ずしも必要ないが，こうした傾向のある患者が一般医を受診することは珍しくない．その特徴と簡単な対応の仕方だけでも知っておくとよい．精神科においても根本解決をはかることは難しい．治療というよりは，日常生活や社会にうまく適応できるよう手助けしていく姿勢が基本となる．

● 知的障害

重度の場合はあまり迷うことはないが，IQが70〜80くらいに相当する軽度知的障害〜境界知能に関しては，なかなかわかりにくいことが多い．特徴としては，年齢に比して幼く感じられ，社会的決まりごとの理解が薄い．診察に来ているのに緊張感がない．些細なことに反応して感情が揺れやすいが，激しく反応しても一時的なことが多いなどである．

このタイプには，診察時には難しい用語は避けてできるだけ簡単な言葉で説明する．心理的なことに深く入ろうとせずに，日常生活での注意事項など行動面でのアドバイスを中心に行っていくのが基本的な構えになる．

● 自閉症スペクトラム障害

自閉性障害，アスペルガー障害，特定不能の広汎性発達障害などといわれていたものが，DSM-5では自閉症スペクトラム障害とまとめられることになった．特徴として，社会性，コミュニケーション，想像力に難があり，限定された反復行動がみられる．具体的には，会話が一方的直線的で融通が利

かない，文字情報が得意で言葉の裏を読むのが苦手，急な予定変更などでパニックになるような柔軟性のなさが感じられるときには疑いがある．聴診器を当てたり，血圧計のカフを巻くときに，過剰な反応を示すなど感覚過敏がみられることもある．

　診察時の基本姿勢[2]としては，曖昧なことをいわず，明瞭な言葉遣いで簡潔に説明することが基本である．文字情報が得意なので紙に書いて説明するほうがいい．これからの治療をどうしたいかときくよりも，治療者の考えを具体的に提示するほうが混乱は少ない．話し方としては，あまり感情をのせずに，必要なことを淡々と伝えるのがよい．こちらが感情的になると，相手もそれに反応し，落ち着かなくなることが多い．

▶ パーソナリティ特性

　パーソナリティ障害にまで至らずとも，特性としてのパーソナリティ心性が目立つことがある．○○パーソナリティだと○○病になりやすいという病前性格に関しては実証性に乏しいとされているが，日常診療においては参考になることも多い．ここでは代表的な3つのタイプ[3]について述べる．それぞれ簡単な対応法も述べたが，これらは特別なことではなく，どんなタイプの患者にも適用できる対応法かもしれない．

● スキゾタイパル(統合失調型)心性

　本人と周囲の他者との関係性のなかで明らかになる．人との交流を避け，1人でいることが多い．風変わりな思考や行動がみられる．物事を猜疑的に捉えやすいなどの特徴をもつ．統合失調症に親和性がある．

　このタイプでは，些細なことを契機として妄想に発展する可能性もある．診療においては，一定の距離を保ちつつ，淡々と対応するのがよい．

● ボーダーライン(境界型)心性

　本人と身近な他者との二者関係のなかで顕在化することが多い．閉鎖空間である診察室も，それが起きやすい場のひとつである．些細なことに反応して気分が揺れ，時に過剰な攻撃性をみせることがある．見捨てられ不安があり，他者との関係性のなかで，理想化と全否定の両極端を揺れ動く．境界性

パーソナリティ障害に代表される特性である.

　対応の基本は,どっしり構えてバタバタしないことである.診療においては,できることとできないことを明確にし,特別扱いをしない.感情を入れすぎず,落ちついた語り口で話すことが大事である.「最高の先生に出会えました」と満面の笑みを向けられたときには,そうでもない部分を軽くみせておくほうが無難であろう.本人の期待通りにならないと,手のひらを返したように攻撃に転じることがある.

● **解離心性**

　解離とは,無意識に自分自身を切り離すことによって厳しい事態を乗り切ろうとするひとつの対処法であり,意識が切り離されれば解離症状(心因性健忘,解離性同一性障害など),身体が切り離されれば転換症状(失立,失歩,失声などの運動障害,感覚障害など)となる.解離は過去にはヒステリーと称されていた.ヒステリー性格として自己顕示性の高さを指摘されていたが,現代ではあまり目立たなくなってきている.現実に向き合うことを避けるかのように,非現実的な空想の世界に入っていくタイプが多い.また,心的外傷体験いわゆるトラウマとの関連も指摘されている.

　解離は精神科医においても対応が難しい病態である.一般医としては,解離が疑われる場合,外傷体験を聴きだして直面化させるようなことは避けたい.日常生活に意識を向けさせ,生活リズムを整えるようなかかわり方が望ましい.早目に精神科医の助言を求めてもよいであろう.

> **column**
>
> ## 年齢という軸，時間という軸
>
> 　精神科診察においては，年齢は重要な判断軸となる．たとえば統合失調症や双極性障害は初発年齢が若く，うつ病は通常もう少し遅い．10代20代でうつ状態の患者をみたときには「うつ病にしてはちょっと若いな．統合失調症や双極性障害はないだろうか？」と考えたい．また50代以降ではじめて幻覚妄想を認めた場合には，統合失調症は考えにくく，まずは脳炎など器質因の可能性を考えるべきである．
>
> 　次にもうひとつ，時間論を紹介したい．木村[1]は，統合失調症の時間病理を「アンテ・フェストゥム（「祭りの前」）」，うつ病を「ポスト・フェストゥム（「祭りのあと」「あとの祭り」「取り返しがつかない」）」，躁病とてんかんを「イントラ・フェストゥム（「祭の最中」）」と表現した．統合失調症患者は，常に未来を先取りするような意識のなかで生きていて，過去については関心がない．逆にうつ病（内因性うつ病）患者では，過去にどこまでもこだわり，結果として負い目を感じることにつながる．これは表に出てきている症状だけでは迫り切れない，もっと人間論的なところでの疾患親和性を考えるうえでのツールになる．ちょっと難しい話になってしまったが，精神科の面白いところでもある．
>
> 1) 木村敏．臨床哲学講義．大阪：創元社；2012.
> 　※時間論について書かれた木村の著書は多いが，本書がわかりやすい．

3 向精神薬を理解する

　まずは用語の整理から始めたい．「向精神薬」とは，精神科で使用する薬剤(中枢神経系に作用する薬剤)の総称である．ときどきこれを「抗精神薬」「向精神病薬」とする間違いがあるので注意されたい．これは「抗精神病薬」と「向精神薬」が混同されがちなことに起因する．抗精神病薬とは向精神薬の下位分類に相当し，主に統合失調症に投与する薬剤である．これを「**メジャートランキライザー**」という言い方もする．ちなみに「**マイナートランキライザー**」とは抗不安薬のことを指す．精神科医は臨床場面で「メジャー」「マイナー」という言葉をよく使うので，はじめに理解しておきたい．

　向精神薬は，次の6領域に分けて考えるとわかりやすい．抗精神病薬，抗うつ薬，抗不安薬，睡眠薬，気分安定薬，抗認知症薬である(①)．

---

① 向精神薬の種類

- 抗精神病薬(＝メジャートランキライザー)
- 抗うつ薬(SSRI，SNRI など)
- 抗不安薬(＝マイナートランキライザー，いわゆる「安定剤」のこと)
- 睡眠薬(ベンゾジアゼピン受容体作動薬が主流)
- 気分安定薬(抗てんかん薬を使うことが多い)
- 抗認知症薬

第2章　精神科の基礎知識

I　向精神薬を使う際のポイント

薬を出したくなったとき，それ以外の方法がないか検討を

　患者から「眠れない」「不安です」と言われると，とりあえず軽い睡眠薬や抗不安薬を処方しておこうと考えたくなるのではないだろうか．しかし安易に処方することなく，非薬物的かかわりができないかを検討したい．薬を出すのは簡単であるが，止め時の判断は結構難しい．抗不安薬が年単位で漫然と3錠分3で処方されている患者をみることがある．入院してきた患者の処方をみて「これって必要なのかな？」と感じることはないだろうか．とくに外来主治医が交代していくような場合，処方の見直しがなされないまま過ぎてしまうことがある．そうこうしているうちに薬のマイナスの部分，たとえば認知機能低下や，ふらつきなどが問題になることもある．

　統合失調症や重症のうつ病，器質因を基盤とした精神病症状には薬物療法の導入を考えてよい．しかしそれ以外では処方を急ぐ必要はなく，ひと考えするだけの時間的余裕はある．不眠，不安の訴えであれば，まずは日中軽く体を動かすなどリラクゼーションを試みてからでも薬物療法は遅くはない．

各領域から1～2剤ほど，得意な薬をつくる

　各領域から，自信をもって使える薬剤を1～2剤つくることをすすめたい．何度か同じ薬を使っていると，薬の効き具合や副作用を実感することができる．近年，さまざまな新薬が発売されているが，細かな使い分けは一般医には必要とされない．むしろ使い慣れた薬を使ってみて，これでうまくいかなければ精神科医に相談しようと判断できることが大事である．まったく知らない薬剤を，自身の判断のみで添付文書をみながら使うことは避けたほうがよい．精神科で研修する機会があれば，使用頻度の高い薬剤がどのよう

に反応するかをよくみておきたい．

薬剤選択にあたっては副作用や投与経路の観点が大事

　領域ごとにさまざまな薬剤が存在する．しかしその効果に大きな差はないと考えてよい．薬剤選択にあたっては，副作用プロフィールと投与経路をポイントにしたい．

　たとえば抗精神病薬では，糖尿病に禁忌の薬剤，強い鎮静がかかる薬剤，錐体外路症状が出やすい薬剤などがある．身体疾患を有する患者においてはとくに留意が必要である．薬剤を使う利点と，使用に伴う副作用のリスクのバランスを常に意識しておきたい．

　投与経路も重要である．以前は，経口ができず飲水が難しい場合には，錠剤が使えず点滴静注や筋肉注射という選択肢しかなかった．しかし近年は口腔内崩壊錠や液剤も使えるようになり，経口が難しい場合でも，ほかの選択肢を選べるようになってきた．また，外来患者で病識が乏しく，内服が十分にできない患者には，**持効性抗精神病薬（デポ剤）**の投与も検討される．この場合には，月に1回あるいは2週に1度の外来ごとに筋肉注射をする．一般医が新たに使い始めることはない薬剤ではあるが，存在は知っておきたい．デポ剤を投与された患者が身体治療目的で入院してくることもあるだろう．本剤を使っている患者は，怠薬傾向にあることが多い．次にいつ注射する予定であるかを確認し，投与中断にならないよう留意したい．同薬を継続できない場合には，経口や静脈注射が可能な抗精神病薬に置き換えることも検討しなければならない．

少量から開始し，単剤使用が原則

　一般医からの紹介患者でときどきみられるのが，睡眠薬や抗不安薬がすべて初期投与量で多剤処方されているケースである．副作用の観点からも少量

から開始することが原則ではあるが，効果がないからと複数の薬剤を上乗せするのは望ましくない．薬効の評価がしにくく，薬物相互作用のリスクも高まる可能性がある．同領域の薬剤に関しては単剤とし，十分量を処方しても効果がなければ，他剤を考えるのが原則である．一般医としては，十分量まで使うのが怖くて，結果として少量多剤になっているのではないだろうか．もう一剤加えたくなるときこそ，精神科医に相談すべきタイミングである．

　これに関しては精神科医側も反省しなければならない．本邦では向精神薬の多剤投与が目立つ現状があった．国もこれに反応し，平成26年度診療報酬改定に際し，1回の処方において，3種類以上の抗不安薬，3種類以上の睡眠薬，4種類以上の抗うつ薬又は4種類以上の抗精神病薬を投与した場合は，精神科継続外来支援・指導料を算定できず，処方せん料，処方料，薬剤料についても減算されることになった．平成28年度診療報酬改定では，抗うつ薬と抗精神病薬も各々3種類以上と厳しくなり，通院・在宅精神療法の減算も規定されている．日本精神神経学会では精神科薬物療法研修会を用意し，精神科医の再教育を始めている．お金の問題ではないのだが，それだけ大きな問題になっていることは確かである．

ベンゾジアゼピン受容体作動薬に注意

　ベンゾジアゼピン受容体作動薬は，催眠作用，抗不安作用，筋弛緩作用を有する．現在市販されている睡眠薬と抗不安薬のほとんどが相当し，一般医が使うことが多い薬剤でもある．比較的使いやすい薬剤であるからこそ，処方する際には留意が必要である．その場の不安緊張を即座に緩和するには有用であるが，その副作用を忘れてはならない．眠気や健忘のほか，ふらつきや転倒のリスクも高まるため，とくに高齢者では注意したい．また，数か月にわたる長期投与では依存性の問題も考えねばならない．絶対に使うなというのではなく，そういうことがあり得ることを理解したうえで処方してほしい．知っていて使うのと，知らずして使うのとでは大違いである．

II 向精神薬の種類

　6領域の向精神薬について概説する．一般医が処方することが多い睡眠薬，抗不安薬については簡単な使い方も知っておきたい．抗精神病薬はせん妄で処方することが多いであろう．抗認知症薬は高齢化社会が進み，一般医も使わざるを得なくなってくる．気分安定薬は新規で処方することはないであろうが，炭酸リチウム以外は抗てんかん薬であり，皆さんにもなじみのある薬剤である．実は簡単そうで最も難しいのが抗うつ薬かもしれない．各領域の代表的な薬剤についても簡単にコメントしたので参考にされたい．

6領域の向精神薬

- 抗精神病薬 ……………………… p93
- 抗うつ薬 ………………………… p99
- 抗不安薬 ………………………… p104
- 睡眠薬 …………………………… p106
- 気分安定薬 ……………………… p109
- 抗認知症薬 ……………………… p111

抗精神病薬

　主に統合失調症に使われる．そのほかに双極性障害，器質性精神障害などにも処方されることがある．大きな特徴として，多かれ少なかれドパミンD2受容体を遮断する作用をもつ（②）．これは統合失調症の代表的な症状である幻覚妄想が，ドパミン過剰による症状であるという考え方に基づいている．

　古くはドパミンを抑えることだけが目的であり，錐体外路症状をはじめとして，さまざまな副作用が出ることはやむなしという考え方であった．抗精神病薬を処方する際には，ビペリデンなどの抗パーキンソン病薬をセットで処方するのが常であった．この頃の薬剤を第1世代（定型ともいう）抗精神病薬と呼んでいる．ハロペリドールをはじめ，クロルプロマジン，レボメプロ

② 抗精神病薬の受容体遮断作用と副作用

ドパミン D2 受容体遮断：
錐体外路症状(薬剤性パーキンソニズム，アカシジア，遅発性ジスキネジア，急性ジストニア)
高プロラクチン血症
悪性症候群(高熱，筋強剛，自律神経症状を主徴とし，意識障害，白血球増多，CK 高値なども認める)
アドレナリンα1 受容体遮断：鎮静，低血圧
ヒスタミン H1 受容体遮断：鎮静，体重増加
アセチルコリン mACh 受容体遮断：自律神経症状(口渇，便秘，尿閉)，認知機能障害

表1　代表的な抗精神病薬の副作用

薬剤名	錐体外路症状	PRL上昇	抗コリン作用	過鎮静	体重増加
クロルプロマジン	++	+++	++	+++	++
ハロペリドール	+++	+++	+	+	+
リスペリドン	+	+++	+	+	++
オランザピン	+/-	+	+	++	+++
クエチアピン	-	-	+	++	++
アリピプラゾール	+/-	-	-	-	+/-
クロザピン	-	-	+++	+++	+++

+++：高頻度　　++：中頻度　　+：低頻度　　-：極めてまれ
(The Maudsley PRESCRIBING GUIDELINES 10th Edition より抜粋.)

マジンなどがこれに当たる．
　しかしその後，副作用の出現を減らすことができないだろうかという視点から開発されたのが，第2世代(非定型，新規)抗精神病薬である．本邦では1996年にリスペリドンが初めて使えるようになり，その後も数々の薬剤が発売されている．近年の主力はあくまで第2世代である．これらはざっくりいえば，治療効果を上げたというよりも，副作用(主に錐体外路症状)が抑え

られたものと理解してよい．第1世代と第2世代抗精神病薬を比較した大規模な EUFEST（European First-Episode Schizophrenia Trial）研究では，第2世代抗精神病薬は，治療中断率は少ないが，症状改善効果では明らかな優位性は示されないという結果が出ている[1]．

薬剤選択においては，薬効よりも副作用の観点が重要視されることが多い．表1に副作用プロフィールを示す．これらを参考に，患者の状況に合わせた処方を考えることになる．また，表1には示していないが，薬剤誘発性の QT 延長症候群にも留意が必要である．

定型抗精神病薬

ここでは代表的な3剤だけを示す．第2世代抗精神病薬が出てくるまでは，抗幻覚妄想にハロペリドール，鎮静目的でクロルプロマジン，不穏不眠時にレボメプロマジンという処方が定番であった．これらは副作用はあるものの，有効性は確かな薬剤であった．今でもよく処方される薬剤である．

● ハロペリドール（セレネース®）

現在でもバリバリの主力である．せん妄など不穏時の注射薬として処方したことがあるだろう．投与経路が非経口（点滴静注，筋肉注射）しか使えない場合には大変重宝する（1A =5mg/mL）．適応症は統合失調症と，躁病であるが，器質性疾患などによる精神運動興奮状態など，さまざまな場面で処方されている．ただし，錐体外路系副作用には留意が必要である．持効性注射製剤もある．

● クロルプロマジン（コントミン®，ウインタミン®）

1950年代に登場した古い抗精神病薬であるが，これもいまだ使用される薬剤である．緩和領域における制吐剤，あるいは吃逆止めとしてもなじみがあるかもしれない．ハロペリドールと比較すると，抗幻覚妄想作用は及ばないが，鎮静効果には勝り，錐体外路症状もやや少ないという特徴を有する．筋注製剤はあるが，25～50mg 投与するのに 5mL 必要であり，日常診療で使うことはなくなっている．

● レボメプロマジン（ヒルナミン®，レボトミン®）

　以前は強い不眠にも使用されることがあった．抗幻覚妄想作用を期待するというよりは，鎮静を主眼としたときに選択する薬剤である．強い不安緊張や不眠には5mg錠を使うことがあってもいいかもしれない．筋注製剤は25mg/mLと使いやすく効果も高いが，これに睡眠薬などが併用されると強い鎮静をきたし身体的リスクが大きい．最近は精神科医でも使い控える傾向にある．注射薬に関しては，一般医は使わないほうがよいであろう．

▶ **非定型抗精神病薬**（各薬剤の半減期は添付文書に準じた）

　非定型抗精神病薬とは，ドパミン受容体遮断だけではなく，セロトニン受容体をはじめ，さまざまな受容体に作用する抗精神病薬である（③）．非定型抗精神病薬の時代になり，錐体外路系副作用や抗コリン作用は概して少な

③ 非定型抗精神病薬の種類

SDA（serotonin dopamine antagonist）
セロトニン2A受容体とドパミンD2受容体を遮断する．セロトニン2A受容体遮断は，黒質線条体のD2遮断を緩和するとされ，錐体外路症状を少なくできるとされる．リスペリドン，ペロスピロン，パリペリドンが相当する．またD2受容体遮断作用がより強いとされるブロナンセリンはSDAのSとDを入れ替えてDSAともいわれている．

MARTA（multi-Acting receptor targeted antipsychotics）
さまざまな受容体に親和性を有する薬剤である．陽性症状のほか，陰性症状にも反応することがある．SDAと比較すると，やや鎮静が強い．双極性障害の気分安定にも有効．ただし，肥満，高血糖，脂質異常のリスクが高い．オランザピン，クエチアピンが相当．クロザピンもここに入る．

DSS（dopamine system stabilizer）
ドパミン受容体の部分作動薬．ドパミンが過剰なときには抑制し，少ないときには伝達を促進するとされる．鎮静が少ない．アリピプラゾールが相当する．

くなったが，高血糖や体重増加など代謝系の副作用のリスクが高まるという新たな問題が出てきた．副作用といえば，以前はパーキンソニズムや便秘が主流であったが，最近ではいわゆるメタボに留意しなければならない状況になっている．以下，非定型抗精神病薬について概説する．

● リスペリドン（リスパダール®）　半減期 約4時間（活性代謝物 約21時間）

　いまや抗精神病薬の主力である．抗幻覚妄想にも優れ，錐体外路系副作用もハロペリドールより少ない．標準薬といっていい薬剤である．剤型として錠剤と細粒に加え，液剤や口腔内崩壊錠もあるため，身体合併症など経口摂取が難しい場合にも使いやすい．持効性注射製剤もある．注意点としては，腎排泄性ではないが代謝産物が腎排泄のため，腎機能障害時には効果が遷延する可能性がある．また，第2世代のなかでは高プロラクチン血症となりやすく，月経不順をきたすことが比較的多い．

● パリペリドン（インヴェガ®）　半減期 20〜23時間

　徐放製剤であり，1日1回投与が可能．リスペリドンの活性代謝物である．持効性注射製剤もある．

● ペロスピロン（ルーラン®）　半減期 α 1〜3時間，β 5〜8時間

　リスペリドンの効果と副作用をやや弱くしたという印象がある薬剤．リスペリドンを使いたいが，高齢者なのでちょっと強いかなという印象がある場合，使いたいが腎機能障害があるようなケースには使用してみる価値はある．半減期も短く，持ちこしが少ない利点がある．また，セロトニン 1A 部分アゴニスト効果をもち，抗不安効果も期待できる．

● オランザピン（ジプレキサ®）〈糖尿病禁忌〉　半減期 約30時間

　統合失調症のほかに，双極性障害における躁症状およびうつ症状にも適応がある．抗幻覚妄想，鎮静効果にも優れる．1日1回投与が可能であり，寝る前に使うと，睡眠薬を減らすこともできる．錠剤と細粒に加え，口腔内崩壊錠があり，経口投与が難しい場合にも有用である．また，制吐作用，食欲増進効果があり，緩和領域ではせん妄対策も含めて使用されることがある．欠点としては体重増加がある．抗精神病薬のなかでは最も太りやすい薬剤といっていい．肥満タイプには使いにくい．代謝系副作用には十分な留意が必

要である.

　また注射薬もある.筋肉注射しか認められていないが,これは糖尿病にも禁忌ではない.統合失調症の興奮状態に対する急性期治療のための注射剤であり,あくまで経口薬につなぐべく一時的な使用が前提になる.

● クエチアピン(セロクエル®)〈糖尿病禁忌〉　半減期 約3.5時間

　オランザピンと比較すると抗幻覚妄想効果は弱く,ある程度の鎮静と情動安定作用を求める使い方が多い.抗精神病薬のなかでは最も錐体外路系副作用が出にくく,パーキンソニズムを有する患者にも使用を検討できる.鎮静作用はあるが半減期が短く,翌日への持ちこしが少ない.高齢者のせん妄に用いられることが多い.錠剤のほかに細粒がある.

● アリピプラゾール(エビリファイ®)　半減期 約61時間

　統合失調症のほかに,双極性障害における躁状態,うつ病・うつ状態にも適応がある.少量で賦活,高用量では躁状態に有効(使用感としては強くない)とされるが,実際にはどういう変化が出るか予測しがたいところがあり,使ってみないとわからない薬剤である.第2世代抗精神病薬のなかでは代謝系副作用が目立たず,プロラクチンへの影響も少ない.ただし少量でもアカシジアや悪心を認めることがある.相性がよければ長く使えるが,精神科医でも初めて使うときには気を遣う薬剤である.剤形としては錠剤に加え,口腔内崩壊錠,液剤,散剤と多様である.

● ブロナンセリン(ロナセン®)　半減期 約11時間

　ドパミンを抑える効果が高い薬剤.結果として錐体外路症状が目立つことがある.しかし,鎮静をきたしにくい.抗幻覚妄想効果を期待したいが,鎮静したくない場合には選択肢となる薬剤である.錠剤と散剤がある.

● クロザピン(クロザリル®)〈糖尿病原則禁忌〉　半減期 約16時間

　高い効果を期待できる薬剤.**治療抵抗性統合失調症**に用いられる.医療観察法病棟(心神喪失などの状態で重大な他害行為を行った者を対象)には治療困難例が多く入院しているが,本剤が著効を示すケースも少なくなく,いまやクロザピンなくして治療ができないとまでいう医師もいる.化学構造式はオランザピンに似ており,これをより強くしたような薬剤である.難点とし

ては，無顆粒球症を起こす重大な副作用があることである．そのため，処方できる医療機関，医療従事者は登録制になっている．一般医が処方することはない薬剤であるが，使用している患者の身体治療をすることはあるかもしれない．

抗うつ薬

　主にうつ病に処方されるが，パニック障害，強迫性障害，社会（社交）不安障害など広く処方される薬剤である．抗うつ薬の特徴として，効果発現までに10日〜2週間ほどかかることは知っておきたい．種類としては，古くは三環系抗うつ薬が使用されていたが，近年では選択的セロトニン再取り込み阻害薬（SSRI），選択的セロトニン・ノルアドレナリン再取り込み阻害薬（SNRI），ノルアドレナリン作動性・特異的セロトニン作動性抗うつ薬（NaSSA）が主流である．

　これらはモノアミンといわれる神経伝達物質であるセロトニンやノルアドレナリンを増やす方向に働く薬剤であるが，三環系抗うつ薬も同じである．セロトニン低下は抑うつ気分や不安，ノルアドレナリン低下は意欲気力低下につながるという仮説のもと，これらの薬剤が使われるようになった．もちろんこれはあくまで仮説であり，うつ病や抗うつ薬の効果をこれですべて説明しきれるわけではない．

　三環系と新しい抗うつ薬との違いは，後者では副作用が減じられていることである．では三環系はもう消えていく薬剤かといわれれば，決してそんなことはない．治療効果に関しては決して負けておらず，重症の入院患者に対してはむしろSSRIに勝るという研究もある[2]．三環系抗うつ薬に関しては1,000mg以上で致死量となりえ，同薬の過量服薬により不整脈などで命を落とすケースもあった．SSRIの時代が来て，ここが改善されたことは大きい．しかし同薬に関してもまた別の副作用の問題があり，手放しで大歓迎とはいかない現状がある．

④ 抗うつ薬にみられる副作用

三環系抗うつ薬に多くみられる副作用(新しい抗うつ薬でもみられる)
- **抗コリン作用**：口渇,便秘,排尿困難,頻脈
- **抗ヒスタミン作用**：鎮静,眠気,体重増加
- **抗アドレナリン作用**：ふらつき,低血圧

SSRI の副作用
- **消化器症状**：セロトニンに関連して,悪心,嘔吐,下痢などが出現することがある.多くは2週間程度で軽快する
- **賦活症候群**：中枢への刺激作用により,逆に不安,焦燥を認めることがある.これが自殺衝動にもつながるのではないかともいわれており,使用時には留意が必要である.自殺念慮があるような場合には処方しない
- **中断症候群**：月単位で服用した後に,急にやめると悪心,倦怠感,イライラ,めまいなどが起きることがある.減量はゆっくり行う.とくにパロキセチンでは注意が必要

　一般医としてはぜひ副作用を理解しておきたい(④).三環系を処方されている患者が便秘で内科を受診したり,SSRIを飲み始めてから消化器症状が出た(精神科医は処方時にその説明をするのではあるが,やはり一般科を頼ることがある)と内科に相談に来てしまうこともある.

代表的な三環系抗うつ薬

　効果はあるも副作用も強く,一般医が新規で使うことは考えにくい薬剤であるが,夜尿症や鎮痛補助薬(適応外)として処方することがあるかもしれない.精神科医にはまだまだ必要な薬剤である.

● **イミプラミン(トフラニール®)**
　最も古典的な三環系抗うつ薬.うつ病症状全般に効果があり,バランスがとれている薬剤.

● **クロミプラミン(アナフラニール®)**
　セロトニン再取り込み阻害作用が強く,不安や強迫症状に強い.**点滴静注**

することが可能であり，現在でも経口が困難な場合に使われることがある．
- アミトリプチリン（トリプタノール®）
  鎮静効果が高く，主に焦燥感が強いタイプに使われる．
- アモキサピン（アモキサン®）
  ノルアドレナリン再取り込み阻害作用が強く，意欲を改善する効果を狙って処方することが多い．D2受容体遮断効果もあり，精神病性うつ病に使うこともあった．食欲増進作用もある．SNRIで反応しないときに使いたくなる薬剤である．

四環系抗うつ薬

三環系よりも抗コリン系副作用が弱く，SSRIが発売されるまでは処方することも多かったが，最近ではあまり使われない．マプロチリン（ルジオミール®），ミアンセリン（テトラミド®），セチプチリン（テシプール®）が相当する．マプロチリンはけいれん閾値を下げるとされ，けいれん性疾患や既往がある場合には禁忌である．ミアンセリンは鎮静作用が強く，今でもせん妄対策として使われることがある．

選択的セロトニン再取り込み阻害薬
（SSRI；selective serotonin reuptake inhibitor）

抑うつ気分，不安がメインのタイプで処方を考える．ただし自殺念慮を認めたり，焦燥感が強いタイプにはすすめられない．適応症は次のように薬剤によって異なるが，どのSSRIでも効果に大差はない．異論はあると思うが，うつ病というよりも不安障害の治療薬と位置づけたほうが理解しやすい．副作用として焦燥感が出てくるのではないかと気にしながら使うことが多いので，精神科医にとっても難しい薬剤である．一般医としては，使いなれていなければ無理に処方しなくてもよい薬剤だと思う．可能なかぎり精神科医の助言のもとで使いたい．

- フルボキサミン（ルボックス®，デプロメール®）
  適応症はうつ病・うつ状態，強迫性障害，社会不安障害．本邦で初めて発

売されたSSRI．効果は緩やかである．広くCYP阻害作用（とくにCYP1A2が強い）があるので薬物相互作用に留意が必要である．

●パロキセチン（パキシル®）

適応症はうつ病・うつ状態，パニック障害，強迫性障害，社会不安障害，PTSD．効果も副作用も強い．中断症候群が出やすいため，減量には時間をかける必要がある．ただし徐放性剤のCR錠が発売され，以前よりも対応はしやすくなった．CYP2D6阻害作用が強い．

●セルトラリン（ジェイゾロフト®）

適応症はうつ病・うつ状態，パニック障害．効果も副作用（やや下痢が目立つことがある）も比較的マイルドであるが，効果も実感でき使いやすい．忍容性は高い．

●エスシタロプラム（レクサプロ®）

適応症はうつ病・うつ状態，社会不安障害．効果は比較的シャープ．治療効果が期待できる10mgから開始可能．漸増していく手間を省ける．ただしQT延長症候群には禁忌であり注意が必要である．

▶ 選択的セロトニン・ノルアドレナリン再取り込み阻害薬
（SNRI；selective serotonin and noradrenaline reuptake inhibitor）

意欲や気力低下，倦怠感などなかなか動き出せないタイプで処方を考える．下行性疼痛抑制系の賦活により鎮痛効果をもたらすといわれており，疼痛にも効果がある．

●ミルナシプラン（トレドミン®）

適応症はうつ病・うつ状態．排尿困難がみられることがあり尿閉患者には禁忌．腎排泄であり，腎障害患者には注意が必要である．

●デュロキセチン（サインバルタ®）

活力の改善とともに気分に関しても比較的バランスよく効果がある印象．目覚まし方向に働くことが多いので内服は朝食後とする．うつ病・うつ状態のほか糖尿病性神経障害に伴う疼痛，線維筋痛症にも適応がある．高度の肝・腎障害には禁忌．

- ベンラファキシン(イフェクサー®)

本邦では 2015 年発売の新しい SNRI．適応症はうつ病・うつ状態．重度の肝・腎機能障害には禁忌．低用量ではセロトニンへの作用を認め，高用量ではノルアドレナリンの作用が強くなるといわれている．

本剤の位置づけに関しては，もう少し使用経験を積んでから評価したい．

ノルアドレナリン作動性・特異的セロトニン作動性抗うつ薬
（NaSSA；noradrenergic and specific serotonergic antidepressant）

- ミルタザピン(リフレックス®，レメロン®)

適応症はうつ病・うつ状態．不眠と食欲不振があるケースには第 1 選択薬と考えてよい．睡眠改善と食欲増進効果が強く，比較的効果を早く感じられる．追ってほかの抑うつ症状の改善もみられる．眠気やふらつきに注意が必要で，半錠(7.5mg)から始めて様子をみることもあるが，数日で慣れることが多い．悪心嘔気が少なく，鎮静以外の副作用は目立たない．SSRI よりも扱いやすく，一般医にも使いやすい薬剤ではないかと考えている．

その他

- トラゾドン(レスリン®，デジレル®)

セロトニン 2A アンタゴニスト／再取り込み阻害薬である．抗うつ効果は弱いが，催眠作用が強い．適応外使用にはなるが，**睡眠確保やせん妄対策**でもよく使用される．ベンゾジアゼピン系睡眠薬で効果が得られないケース，同薬の処方量を減らしたいとき，またせん妄のリスクがある場合の睡眠薬代わりとして，トラゾドンを使うことがある．一般医も使い方を知っておいて損はない薬剤である．

表2　代表的なベンゾジアゼピン系抗不安薬

半減期　　　　　　力価	高力価	中力価	低力価
短時間作用(6h以内)	エチゾラム		クロチアゼパム
中時間作用型(12〜24h)	ロラゼパム アルプラゾラム	ブロマゼパム	
長時間作用型(24h以上)	クロナゼパム メキサゾラム	ジアゼパム クロキサゾラム	
超長時間作用型(90h以上)	ロフラゼプ酸エチル		

抗不安薬

　抗不安薬とは，一般に安定剤といわれているものである．ほとんどがベンゾジアゼピン系薬剤と考えてよい(表2)．効果としてはアルコールに似たところがある．不安や緊張を和らげることはできるが，逆に抑制がとれて情動不安定になることがある．短期間に使うには効果も高く，比較的安全に使えるが，月単位にわたり連用すると，記憶力の低下，活動性の低下などを認め，しまいには依存傾向を作り出してしまうリスクがある．安定剤を処方していたはずが，いつの間にか「不安定剤」に変わってしまうことがある．

　不安に対しては即効性があり，自律神経症状を伴うような不安には効果が高い．使いはじめは短〜中時間作用型の頓用とする．ただし半減期が短いものほど離脱症状を自覚しやすく依存形成につながりやすいとされるため，長期投与が必要な場合には，半減期の長い薬剤への置き換えを検討する．少なくともエチゾラムを3錠分3などの処方は避けたい．月単位におよぶ投与が必要になりそうなら，精神科医に助言を求めたい．不安障害では，長期的に考えると，不安を一時的に火消しするベンゾジアゼピン系薬剤よりも，不安自体を出にくくする方向に働くSSRIの投与が望ましいケースもある．

　安易な処方は慎むべき抗不安薬であるが，積極的に使用しなければならないケースがある．**アルコール離脱対策**である．離脱期をこえるまでの間，ジアゼパムやロラゼパムを十分量使うのが原則である．また，近年では**緊張病(カタトニア)**の治療薬としても使われる．

▎よく使われる抗不安薬

● **エチゾラム(デパス®)**

一般科での使用が多い．筋弛緩作用が強く緊張性頭痛にも使われるが，高齢者ではふらつきや転倒に注意．催眠効果もあり，睡眠薬がわりに使われることもある．飲み心地がよく依存形成には留意が必要．

● **クロチアゼパム(リーゼ®)**

マイルドな抗不安薬であり，高齢者にも比較的使いやすい(せん妄には留意)．

● **ロラゼパム(ワイパックス®)，アルプラゾラム(ソラナックス®)**

この2剤はほぼ同等．抗不安作用が強い割には，筋弛緩作用は，あまり強くない．不安時の頓用として使いやすい．

ロラゼパムは肝障害時にも使いやすい(肝臓で代謝を受けずグルクロン酸抱合によって代謝される)．

● **ジアゼパム(セルシン®，ホリゾン®)**

ベンゾジアゼピン系の中心的な薬剤．経口薬に加えて，注射薬や坐薬など剤形が豊富．アルコール離脱対策としてよく使用される．緊張病(カタトニア)の治療薬として使われることも多い．頓用薬には適さない．

● **ロフラゼプ酸エチル(メイラックス®)**

半減期が長いので1日1回投与が可能．効果が持続するので，1日不安があり，頓服のタイミングをはかれないような場合によい．短時間作用型を減薬・中止する際の切り替え薬として使われることがある．短〜中時間作用型と比べて中止しやすい利点がある．短時間作用型を分3で使うなら，本剤を処方するほうがよい．紹介される側の精神科医としても，依存や離脱にあまり気を遣わなくていいのでその後の治療を進めやすい．

● **クロナゼパム(ランドセン®，リボトリール®)**

抗てんかん薬に分類されるため，抗不安薬として扱われないことも多いが，ベンゾジアゼピン系薬剤である．適応症は小型(運動)発作，精神運動発作，自律神経発作であるが，抗不安効果も高い．アカシジアに効果があり，神経障害性疼痛の鎮痛補助薬やレストレスレッグス症候群の治療薬としても

使われる．使えるようになると診療の幅が広がる薬剤である．
- **タンドスピロン（セディール®）**

  非ベンゾジアゼピン系薬剤の抗不安薬である．セロトニン1A作動薬である．筋弛緩作用，鎮静作用はほとんど認めない．ただし，抗不安効果はやや弱く，効果発現までにも時間を要する．

睡眠薬

睡眠薬は，一般医が処方することが最も多い向精神薬であろう．投与する際には，その必要性を十分に検討したうえで処方する．

過去にはバルビツール酸系睡眠薬が用いられていた．これは依存性が強いことに加え，過量服薬すると生命にかかわる危険性も高かった．現在の主流はベンゾジアゼピン受容体作動薬であり，身体に与える生命のリスクは激減した．テレビドラマで，睡眠薬を飲んで死亡するというシーンがあるが，これは過去の時代の話である．

ベンゾジアゼピン受容体作動薬は，安全性が高く，過量服薬で命を落とすリスクも減っている．ただし，抗不安薬のところで述べたように，依存や日中の眠気，ふらつきなどの副作用が問題となる．認知機能に関しては，ベンゾジアゼピン受容体作動薬を長期間服用することで，認知症発病のリスクを上げるという研究があれば，関係がなかったという研究もある．いずれにしても必要最低限の使用にとどめることが望ましいのは確かであろう．

近年では，メラトニン受容体作動薬，オレキシン受容体拮抗薬など，別の機序をもつ睡眠薬も発売されている．

使い方のポイントとしては，寝付けないタイプには超短時間作用型〜短時間作用型，睡眠を持続できないタイプには中間作用型〜長時間作用型を選択する．あとは効き具合をみたうえで，より短めがよいか長めがよいかを判断する．成人では約7時間前後の睡眠時間が目処である．肝機能障害がある患者ではロルメタゼパムを選択する．高齢者では非ベンゾジアゼピン系（ゾルピデムやゾピクロン）の処方を考えるが，転倒のリスクがないわけではなく，

健忘やせん妄の出現にも留意する．メラトニン受容体作動薬（ラメルテオン）も選択肢にあがる．

ベンゾジアゼピン受容体作動薬（⑤）

ベンゾジアゼピン受容体作動性の睡眠薬には，ベンゾジアゼピン系と非ベンゾジアゼピン系がある．後者は構造上は非ベンゾジアゼピン骨格であるが，作用部位はあくまでベンゾジアゼピン受容体である．

ベンゾジアゼピン受容体は，$\omega 1$ 受容体（催眠作用），$\omega 2$ 受容体（抗不安作用や筋弛緩作用）に分けられる．非ベンゾジアゼピン系は $\omega 1$ 選択性が高く（$\omega 2$ 受容体への結合が弱い），いずれも超短時間作用型である．ふらつきや転倒のリスクは低く，眠気の持ちこしも少ないが，依存性や健忘のリスクはある．非ベンゾジアゼピン系だから安心して使えるというわけではないことは理解しておきたい．

メラトニン受容体作動薬

メラトニン受容体作動薬としてラメルテオン（ロゼレム®）がある．半減期は約1時間．メラトニンとは松果体から分泌される睡眠リズムを調整するホルモンである．ラメルテオンはこのメラトニン受容体に作用するもので，ベンゾジアゼピン受容体作動薬にみられるような筋弛緩作用や健忘，中断時の離脱症状もないとされる．無理やり寝かせるというよりも，ゆるやかに生体のもつ本来のリズムを整えようというイメージの薬剤である．概日リズム睡眠障害などにも使われる．効果が少ないと感じられることも多いが，今後は高齢者を中心に使用されることが増えてくると思われる．一般医にも使いやすい薬剤となり得るかもしれない．なお，フルボキサミンとの併用が禁忌である．

オレキシン受容体拮抗薬

オレキシン受容体拮抗薬であるスボレキサント（ベルソムラ®）は，2014年に発売された本邦では最も新しい睡眠薬である．半減期は約10時間．オレキシンは覚醒作用を有する神経ペプチドであり，これに拮抗作用を示すこと

⑤ ベンゾジアゼピン受容体作動性睡眠薬の概要

超短時間作用型：半減期約2～4時間

使いやすいが，もうろう状態，入眠までと中途覚醒時の記憶障害の出現に留意

- トリアゾラム（ハルシオン®）●：
  切れがよくて一時期よく使われたが，健忘や依存の問題が目立ち，犯罪でも使われるなどで近年処方減
- ゾピクロン（アモバン®）▲：苦みを感じることがあるのが欠点
- エスゾピクロン（ルネスタ®）▲：ゾピクロンの光学異性体（S体）を単離したもの
- ゾルピデム（マイスリー®）▲●：
  使いやすいが本剤でも健忘はある．統合失調症，躁うつ病の不眠には適応なし

短時間作用型：約6～10時間

一般医でもよく使用される薬剤

- ブロチゾラム（レンドルミン®）●：入眠にも中途覚醒にもバランスがよい
- リルマザホン（リスミー®）：マイルドだが，短時間型にしては効きはじめまでにやや時間を要す
- ロルメタゼパム（ロラメット®，エバミール®）●：ロラゼパムと同様の理由で肝障害の患者にも使いやすい

中間作用型：約20～30時間

どちらかというと精神科サイドの薬剤

- フルニトラゼパム（サイレース®，ロヒプノール®）●：
  確実な睡眠を確保する目的で精神科での処方多い．点滴静注薬があり，鎮静目的で使用される
- エスタゾラム（ユーロジン®）●：
  本表薬剤のなかで唯一，急性狭隅角緑内障に禁忌になっていない．内服後から効果発現までの時間がやや長い
- ニトラゼパム（ベンザリン®，ネルボン®）■：
  抗てんかん薬として，異型小発作群，焦点性発作にも適応あり

3 向精神薬を理解する

> 長時間作用型：30時間以上
> 精神科でも使用することはまれ
> ▶ フルラゼパム（ダルメート®）●，クアゼパム（ドラール®）●，ハロキサゾラム（ソメリン®）●
>
> （▲非ベンゾジアゼピン系　● 30日処方制限　■ 90日処方制限）

により，催眠をはかろうとする薬剤である．適応症は原発性不眠症であり，二次性不眠症（精神・身体疾患などの要因による不眠）に対する有効性や安全性は確立されていない．どのような効果や副作用を認めるかについては，使用経験を積みながら慎重にみていくべき段階にあると考える．

気分安定薬

　気分安定薬とは，主に双極性障害に使用され，躁状態とうつ状態の揺れ幅をコントロールするようなイメージの薬剤である．炭酸リチウムが代表格で，そのほかに抗てんかん薬でもあるバルプロ酸，カルバマゼピン，ラモトリギンが続く．これらは一般医には抗てんかん薬のイメージが強いかもしれない．バルプロ酸やカルバマゼピンは器質性精神障害などの情動安定目的で使うこともある．また，オランザピン，クエチアピン，アリピプラゾールなどの第2世代抗精神病薬にもこれらに準じた効果が期待されている．気分安定薬の効果発現には時間を要することもあり，第2世代抗精神病薬が併用されることもある．

　炭酸リチウムは精神科医が扱う薬剤であるが，抗てんかん薬は一般医でも処方することがあるだろう．ラモトリギンは内服後に皮疹を訴えて一般医を訪れることがあるかもしれない．

● **炭酸リチウム（リーマス®）**

　適応症は躁病，躁うつ病の躁状態．双極性障害の抗躁および抗うつ効果，再発予防効果があり，双極性障害の第1選択となる薬剤である．**腎排泄**で

109

ある．血中濃度の治療域が狭いため，定期的な確認が必要となる．有効血中濃度は 0.4 〜 1.2mEq/L で 1.5mEq/L を超えると危険．1.0mEq/L を超えると副作用の出現が多くなり，0.8mEq/L あたりが標準濃度である．内服量に変更がなくても，夏場など脱水時は血中濃度が上がりやすいので注意が必要である．自殺予防効果が高いといわれているが[3]，過量服薬されると致死的となることもあり，精神科医としてはその見極めが難しいところではある．

中毒症状としては，悪心，嘔吐，食欲低下などの消化器症状に加え，振戦，運動失調などがみられ，次第に傾眠，せん妄となり，けいれん発作や昏睡に至ることもある．血液透析が必要になることもある．

また，甲状腺機能低下症や副甲状腺機能亢進症，長期内服患者では腎障害のリスクがあるので，腎機能や甲状腺・副甲状腺機能にも留意しておきたい．

● バルプロ酸（デパケン®，セレニカ®）

適応症は躁病，躁うつ病の躁状態．炭酸リチウムと比較すると，比較的安全に使うことができる．時に嘔気などの消化器症状，血清アンモニア値が高値になることがあり，留意が必要であるが，重篤な副作用は少ない．躁病相とうつ病相が急速に交代するタイプや，小さな揺れが目立つようなタイプにはリチウムより効果が高い．血中濃度は 60 〜 90μg/mL を目安とする．脳器質性病変に伴う易怒性や情動不安定を認める際に処方することもある．

● カルバマゼピン（テグレトール®）

躁病，躁うつ病の躁状態のほか，統合失調症の興奮状態にも適応がある．上記の 2 剤と比べるとやや抑えが強く，とげとげしい感じの症状に効く印象がある．副作用としては，皮膚症状や顆粒球減少などの血液障害を認めることがあり，やや使いにくい．三叉神経痛に適応があるので，情動不安定な神経痛患者にはいいかもしれない．

● ラモトリギン（ラミクタール®）

適応症は双極性障害における気分エピソードの再発・再燃抑制である．急性期のエピソードには弱いが，再発予防効果が高いとされる．特徴的な副作用として皮疹があり，Stevens-Johnson 症候群や中毒性表皮壊死融解症などにまで至ることもある．急激な増量により皮疹のリスクが高まる．バルプロ

表3 抗認知症薬(アルツハイマー型認知症)の概要

薬剤	ドネペジル(アリセプト®)	ガランタミン(レミニール®)	リバスチグミン(リバスタッチ®,イクセロン®)	メマンチン(メマリー®)
作用	アセチルコリンエステラーゼ阻害薬			NMDA受容体拮抗薬
剤形	錠剤,OD錠,細粒,ゼリー,ドライシロップ	錠剤,OD錠,液剤	貼付剤	錠剤,OD錠
用法	1日1回	1日2回	1日1回貼り替え	1日1回
主代謝経路	肝	肝・腎	腎	腎
代表的副作用	悪心・嘔吐,下痢などの消化器症状	悪心・嘔吐などの消化器症状	消化器症状はやや少ないが,貼付場所の皮膚症状	めまい,眠気,頭痛,便秘
重症度	軽〜高度(レビー小体型認知症にも適応)	軽・中等度	軽・中等度	中等・高度

酸を併用しているかどうかで増量方法が異なるので,使用時には添付文書の確認が必要になる.ただし皮疹以外に関しては比較的安全に使用できて,効果も感じられる薬剤である.

抗認知症薬

現在処方できる抗認知症薬は,ドネペジル,ガランタミン,リバスチグミン,メマンチンの4剤である(表3).これらの薬剤は,認知症自体を根本的に治すことはできず,進行を遅らせる可能性をもった薬剤という位置づけである.根本治療薬に関しては,研究・開発段階にある.

アセチルコリンエステラーゼ阻害薬がドネペジルをはじめとして3剤ある.ガランタミンにはニコチン受容体の刺激作用,リバスチグミンにはブチリルコリンエステラーゼ阻害作用もあるとされ,若干効き方の違いは感じられるが,認知機能障害に対する効果には大きな差はないとされている[4].こ

れらはどちらかというと覚醒方向に働く薬剤であり，意欲や自発性が低下している場合に投与すると，改善したように感じられることがある．逆にいらいらが目立つ（ドネペジルに多い）こともあるので留意しておきたい．

一方，メマンチンは前者3剤とは作用機序が異なる．認知機能の進行を遅らせる作用のほかに，不安や興奮，攻撃性にも有効なことが多く，方向性としては抑え系の薬剤である．これらの症状が目立つ場合には使ってみることを検討してもよい．

薬剤の選択にあたっては，薬効の細かな違いを追究するよりも，患者の生活や介護状況に応じ，剤形や投与経路，服用回数の観点から決定することが望まれる．

column
スルピリド（ドグマチール®）の位置づけ

スルピリドは，胃・十二指腸潰瘍に適応があり，一般医にはなじみのある薬剤であろう．150mgくらいで抗うつ効果，300mg以上では統合失調症の症状にも効果があるとされている．食欲のない軽度のうつ状態の患者に処方することが多かったが，近年さまざまな薬剤が出てきたこともあり，精神科においては使う頻度が減っているように感じる．一般科に通院している患者のなかには，漫然と長期投与されていて，錐体外路症状や高プロラクチン血症（無月経，乳汁分泌など）をきたしているケースも少なくない．これらの副作用に留意しつつ，精神科に紹介するまでのつなぎとしての処方はあってもいいと考える．紹介を受ける側としては，中断症候群が出やすいSSRIよりも，スルピリドが処方されているほうが，思い切った薬剤変更をしやすいのでやりやすさはある．

4 覚えておきたい精神疾患

I 統合失調症

　「統合失調症の患者です」と聞いた途端，抵抗感を覚える一般医は少なくない．「怖い」「話が通じない」「暴れる」などのイメージが先行するようだ．確かに幻覚や妄想を激しく認めることもあるが，それは統合失調症の経過のなかの一部にすぎない．多くの患者は，むしろ静かである．病状が落ち着いていれば十分に話も通じる．

　有病率は約1％，100人に1人弱であり，出会う確率が高い疾患である．一般診療の場においても，さまざまなかたちで皆さんの前に現れる．幻覚妄想で救急外来を受診，体感異常を訴えて一般外来を受診，慢性期で目立った症状がなく，統合失調症とはわからないで診察しているケースもあるだろう．精神科で治療されている患者もいれば，まったく未治療のまま普通に生活している患者までさまざまである．

どのような疾患か

　統合失調症とは，青年期から成人前期に発病し，幻覚，妄想，自我障害などの陽性症状と，感情鈍麻，自発性減退などの陰性症状を呈し，急性期の精神病エピソードを繰り返しながら慢性の経過をたどる疾患である．ポイントは，若くして発病（ほとんどが10～30代）すること，症状には大きく分けて陽性症状と陰性症状があること，慢性の経過をたどることの3点である

① 統合失調症の経過

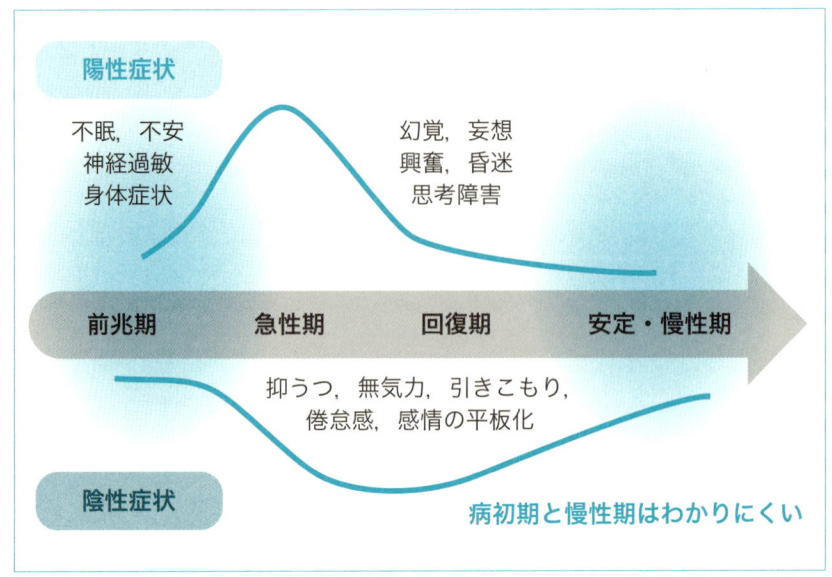

陽性症状
- 不眠, 不安
- 神経過敏
- 身体症状
- 幻覚, 妄想
- 興奮, 昏迷
- 思考障害

前兆期　急性期　回復期　安定・慢性期

陰性症状
- 抑うつ, 無気力, 引きこもり, 倦怠感, 感情の平板化

病初期と慢性期はわかりにくい

（全国精神保健福祉会連合会. わたしたち家族からのメッセージ 統合失調症を正しく理解するために；2014. p7 の図を基に筆者作成.）

（①）．

　以下に簡単な経過を示す．このなかで見つけにくいのは前兆期から発病までの病初期，そして慢性期である．とくに病初期は不定愁訴的になりやすく，明らかな幻覚妄想がみられないことがある．この段階で統合失調症だと見抜くことはなかなか難しい．また，慢性期については，ちょっと変わった人という感じを受けるくらいで，意識してみなければわからないかもしれない．この場合，精神科に通院して治療されているケースでは内服薬を切ってはいけないが，未治療でも生活上問題になっていなければ，無理に治療につなげる必要性はない．

▶ 代表的な症状

　ここでは DSM-5 にあげられている統合失調症の 5 つの代表的症状につい

て述べる．統合失調症の本質は何か？という質問には簡単には答えられないほど難しい．さまざまな考え方があるなかで，筆者としては，==自分とそれ以外を分けている境界領域が曖昧になること，つまり「自分という殻」に穴が空いてしまった状態==と考えるのが理解しやすいと考えている．自分自身のなかの何かが外へ出て行ってしまう，逆に外から自分の中に何かが侵入してきてしまうというようなことが起こり，自分自身を保つことができず，崩壊してしまうかのような状況におかれている状態である．ざっくりこうした概念を頭に入れつつ，以下の症状をみてほしい．

● 妄想

　妄想の内容として最も多いのが被害妄想である．他人の言葉や身振りなどを自分と結びつけ，嫌がらせをされているとか危害を加えようとしているなどと確信するものが多い．たとえば「盗聴器が仕掛けられている」「監視されている」「仕組まれている」などである．

　妄想に近い症状として自我障害がある．自分の考えや行動が自分自身のものであるという感覚がぼやけたり，自分と外界との境界があやふやになったりと自我を保てない状態をいう．他人に操られるという作為体験，自分の考えが瞬時に他人に知られてしまう考想伝播，自分の考えが他人に干渉される思考干渉，考えを吹き込まれる考想吹入，抜き取られる考想（思考）奪取などがある．

● 幻覚

　幻覚のなかでも統合失調症に==最もよくみられるのは幻聴==である．内容としては，自分のことを悪く言う声が多い．複数の声が患者のことを噂し合ったり，行動に絶えず口出ししてくるタイプの幻聴は，統合失調症に特徴的である．独語（ひとりごとを言う），空笑（ひとりで笑う）は，聞こえてくることに反応して返答したり，笑ったりしていることもあり，これらがあると幻聴の存在が疑われる．そのほか，一般医が経験するのは「腸が回っている」「電磁波をかけられてビリビリする」などの体感幻覚であろう．

● まとまりのない発語

　それなりに会話はできていても，全体としてのまとまりが悪いと感じるこ

とがある．これを連合弛緩といい，程度の強い場合には滅裂思考という．会話の途中で突然会話が止まってしまう思考途絶がみられることもある．うつ病でも会話が止まってしまう思考制止があるが，これはガソリン切れでゆっくり動かなくなる感じである．思考途絶は，何の前触れもなく，プツンといきなりブレーキがかかったような状態のことをいう．

また，患者との面接に際し，お互いの感情が通じ合わず，意思疎通がうまくできないことがある．この際に面接者側の内面にわき上がる特有の感情を，**プレコックス感**（オランダのリュムケが提唱）と呼び，統合失調症の診断上，臨床的に意味のあるものだとした歴史もある．しかし精神科医でも大ベテランを前にして「プレコックス感があります」とは言えないので，一般医は紹介状などに間違っても書かないほうがよい．

● ひどくまとまりのない，または緊張病性の行動

緊張病症状としては，緊張病性興奮（急激に起こる精神運動興奮），緊張病性昏迷（問いかけに反応はないが，意識障害ではなく周囲の状況は把握できている．自発的行動が停止している状態），カタレプシー（受動的にとらされた姿勢を長時間保ち続ける状態），反響言語（相手の動作や言葉を真似する），常同症（同じ行動を長時間反復）などがある．昏迷で一見動かないようにみえても，内的な興奮は存在しており，突然興奮状態に移行してしまうこともある．

● 陰性症状（情動表出の減少，意欲欠如）

能動性や自発性の低下をきたすことも統合失調症の大きな特徴である．表情や感情の変化に乏しく，出かけたり趣味を楽しんだりすることもなくなり，生活の質が低下してくる．1日中家に引きこもり，無為な日々を過ごすこともある．

統合失調症の病型

統合失調症といってもさまざまなタイプがある．通常は以下のような病型に分けて考えるが，実際には明確に分けられないケースや，経過中に病型が変遷する場合もあり，DSM-5ではこの病型分類をなくしてしまった．しか

しICD-10には記載があり，今でも臨床上は使われている．精神科医も日常的に使用している用語なので，頭を整理するうえでも知っておいてよいであろう．

● 破瓜型（解体型）

発病年齢が15〜20歳くらいと最も若い．不登校や仕事にいかなくなるなどがサインになることもある．幻覚や妄想はあまり目立たないが，話のまとまりがなく，気分が変わりやすい．人との交流を避けて閉じこもりがちとなる．陰性症状が発病当初より目立ち，予後不良なタイプである．ICD-10では破瓜型，DSM-Ⅳ-TRでは解体型とされていた．

● 緊張型

20〜30歳くらいで発病することが多く，緊張病性興奮や昏迷など緊張病症候群が病像の中心．活発な幻覚や妄想，自我障害を認め，最も症状が派手なタイプ．精神科救急で緊急入院してくるのはこのタイプが多い．治療には比較的よく反応する．

● 妄想型

25歳以後の発病が多く，妄想が主体で，幻覚，とくに幻聴を伴うことがあるタイプ．妄想内容は生活に密着したものが多く，体系化の傾向がみられることもある．比較的人格水準は保たれることが多い．

● 単純型

行動の奇妙さ，日常生活をスムーズに送ることができないのが特徴．感情鈍麻や意欲減退がゆっくり進み，人格水準が落ちてくるタイプ．明らかな陽性症状がみられないため，診断が難しい．ICD-10にはあるが，DSM-Ⅳ-TRには記載がなかった病型．

▶ 診断

統合失調症は，精神科では最も重要な疾患であるので，診断についても少しだけ述べたい．近年では操作的診断基準が普及しているが，伝統的には，経過や転帰よりも疾患の横断面を重視した**ブロイラーの4A**(②)，自我障害

② ブロイラーの 4A

このなかでもとくに①と③を重視．幻覚や妄想など派手な症状に関しては，横断的にみると常に存在するわけではなく，副症状としたことが特徴．
① 連合弛緩（Assoziationslockerung）：話のまとまりを欠く状態．重症化すると滅裂思考となる
② 感情鈍麻（Affektstörung）：喜怒哀楽の感情が起こらない状態
③ 自閉（Autismus）
④ 両価性（Ambivalenz）：同一の対象に対して正反対の感情が起こる

③ シュナイダーの 1 級症状

シュナイダーは統合失調症に特徴的な症状を特定しようとした．これらが確実に存在し，身体的基礎疾患を見いだせない場合に，控えめに統合失調症と呼ぶとしている．「控えめに」でわかるように，必ずしも統合失調症のみに出現する症状とはしていない．
① 考想化声（自分の考えが声になって聞こえてくる）
② 話しかけと応答のかたちの幻聴
③ 自己の行為を批判するかたちの幻聴
④ 身体への被影響体験（身体が外部の力で操作されている）
⑤ 思考奪取（考えを抜き取られる），その他思考への干渉（自分の考えが他人に干渉される）
⑥ 考想伝播（自分の考えが瞬時に他人に伝わる）
⑦ 妄想知覚（知覚されたものに特別な意味づけがなされ，強く確信されるもの）
⑧ 感情や意志の領域での，させられ体験や被影響体験

を重視した**シュナイダーの 1 級症状**（③）などが診断に使われていた．ICD-10（④）と DSM-5（⑤）でも違いがあることをみてほしい．一般医としては，診断基準に当てはめる作業をすることよりも，ブロイラーやシュナイダーが提唱した症状も含めて，統合失調症に認められる症状を知っておきたい．

4　覚えておきたい精神疾患

④ 統合失調症の診断基準(ICD-10)

以下の1～4のうち，明らかな症状が少なくとも1つ(十分に明らかでないときは2つ以上)，あるいは5～9のうち少なくとも2つ以上が，1か月以上にわたりほとんどの期間，明らかに存在していること．

1. 考想化声，考想吹入あるいは考想奪取，考想伝播
2. 支配される，影響される，あるいは抵抗できないという妄想で，身体や四肢の運動や特定の思考，行動あるいは感覚に関するものである，それに加えて妄想知覚
3. 患者の行動を実況解説する幻声，患者のことを話し合う幻声，あるいは身体のある部分から聞こえるほかのタイプの幻声
4. 宗教的・政治的な身分，超人的な力や能力などの，文化的にそぐわないまったくあり得ないほかのタイプの持続的な妄想
5. 持続的な幻覚が，感情症状ではない浮動性や部分的妄想あるいは支配観念を伴って生じる．あるいは数週間か数ヶ月間毎日持続的に生じる
6. 思考の流れに途絶や挿入があるため，まとまりのない，あるいは関連性を欠いた話し方になり，言語新作がみられたりする
7. 興奮，常同姿勢，蝋屈症，拒絶症，緘黙，昏迷などの緊張病性行動
8. 著しい無気力，会話の貧困，情動的反応の鈍麻あるいは状況へのそぐわなさなど，通常社会的引きこもりや，社会的能力の低下をもたらす「陰性症状」．それは抑うつや向精神薬によるものではないこと
9. 関心喪失，目的欠如，無為，自己没頭としてあらわれる．社会的引きこもり，個人的行動のいくつかの側面の質が全般的に著明で一貫して変化する

(融道男ら監訳．ICD-10 精神および行動の障害—臨床記述と診断ガイドライン新訂版．東京：医学書院；2005. p98-99 より抜粋．)

⑤ 統合失調症の診断基準（DSM-5）

A. 以下のうち2つ（またはそれ以上），おのおのが1か月間（または治療が成功した際はより短い期間）ほとんどいつも存在する．これらのうち少なくとも1つは(1)か(2)か(3)である
   (1) 妄想
   (2) 幻覚
   (3) まとまりのない発語（例：頻繁な脱線または滅裂）
   (4) ひどくまとまりのない，または緊張病性の行動
   (5) 陰性症状（すなわち情動表出の減少，意欲欠如）
B. 障害の始まり以降の期間の大部分で，仕事，対人関係，自己管理などの面で1つ以上の機能のレベルが病前に獲得していた水準より著しく低下している（または，小児期や青年期の発症の場合，期待される対人的，学業的，職業的水準にまで達しない）
C. 障害の持続的な徴候が少なくとも6か月間存在する．この6か月の期間には，基準Aを満たす各症状（すなわち，活動期の症状）は少なくとも1か月（または，治療が成功した場合はより短い期間）存在しなければならないが，前駆期または残遺期の症状の存在する期間を含んでもよい．これらの前駆期または残遺期の期間では，障害の徴候は陰性症状のみか，もしくは基準Aにあげられた症状の2つまたはそれ以上が弱められたかたち（例：奇妙な信念，異常な知覚体験）で表されることがある
D. 統合失調感情障害と「抑うつ障害または双極性障害，精神病性の特徴を伴う」が除外されていること
E. その障害は，物質（例：乱用薬物，医薬品）または他の医学的疾患の生理学的作用によるものではない
F. 自閉スペクトラム症や小児期発症のコミュニケーション症の病歴があれば，統合失調症の追加診断は，顕著な幻覚や妄想が，その他の統合失調症の診断の必須症状に加え，少なくとも1か月（または，治療が成功した場合はより短い）存在する場合にのみ与えられる

（高橋三郎，大野裕監訳．DSM-5 精神疾患の診断・統計マニュアル．東京：医学書院；2014. p99 より抜粋．）

ポイント

▶幻覚妄想にだまされない！

「幻覚妄想があるので統合失調症」とするのは正しくない．幻覚妄想は統合失調症だけに起こるものではなく，身体疾患に起因して生じることもある．とくに初発の幻覚妄想の場合には，身体因を十分に確認することが必要になる．統合失調症様症状を呈する抗NMDA受容体抗体脳炎，橋本脳症などにも留意が必要である．これらは知っていなければなかなか鑑別にあがってこない．

統合失調症では，100％幻覚妄想の世界にいるわけではなく，通常は現実的な感覚も保たれている．症状のなかにあっても，医師の問いかけには返答可能なことが多い．つまり頭の中は比較的クリアな状態にある．一方で身体疾患の基盤がある場合には，意識障害の要素が強いこともあり，現実世界からやや距離があり，ぼんやりした印象を受けることが多い．

▶訴えに惑わされるな！　身体診察の重要性

統合失調症患者の場合，身体症状の訴えを把握するのが難しい．身体的には何もなくても体感幻覚など奇妙な訴えをすることがあるかと思えば，虫垂炎が腹膜炎にまで波及していても痛みを訴えないこともある．派手な訴えでも何もないことがあれば，逆に訴えが乏しくても大きな身体問題が隠れていることもある．それだけ身体診察や客観的検査の必要性が高いといえる．ある意味，一般医としての力量が試される場面ともいえる．統合失調症の患者を診察するときには，本人の訴えのみで判断することなく，慎重に診察を進めたい．

▶若年者の抑うつ状態，不定愁訴をみたら，一応，統合失調症を考えてみる

統合失調症は発病が若い病気である．病初期には，何となく気分がすっきりしない，頭重感，倦怠感，集中力低下などの訴えで一般科を受診すること

も少なくない．好発年齢である若年者において，身体的に説明がつきにくい症状や抑うつ症状を訴える場合には，統合失調症を鑑別に入れたい．質問のポイントは，神経過敏症状である．対人緊張が強い，誰かにみられている感じがある，音に対して敏感になったなどの訴えがあれば，統合失調症の可能性も考え，精神科医に相談してみてもよいであろう．あとは家族歴もヒントになることがある．

最近では，精神病の発病リスクが高まった状態を at risk mental state（ARMS）と評価し，この時期から治療の対象とする動きも出てきている．ここで治療を開始するかどうかは精神科医の仕事である．一般医としては，ひょっとして統合失調症？　と疑うことができれば十分である．

治療の概要

統合失調症は，抗精神病薬による薬物療法が中心になる．急性期から慢性期に至るまで長期的な投与が原則である．日本精神神経薬理学会は，精神科医向けに，統合失調症薬物治療ガイドライン（2015）[1]を同学会HP上で公開している．ここでは抗精神病薬の選択について，初発の精神病性障害，再発・再燃時，維持治療において，いずれも第1世代（定型）抗精神病薬よりも第2世代（非定型）抗精神病薬を選択することを推奨している．

また，急性期などでは電気けいれん療法を行うこともある．そして長期的にみて重要なのは，心理社会的かかわりである．急性期の病状が落ち着けば，地域のデイケアや作業所などを利用し，生活リズムを整えたり，社会的かかわりを意識した訓練などを行う．

一般医が統合失調症の治療を行うことはないであろうが，初発時に精神科につなぐまでの段階でかかわることはあるかもしれない．精神科に紹介するまでに幻覚妄想が強くて何らかの薬剤を使わざるを得ない状況であれば，第2世代抗精神病薬の中心的存在で比較的使いやすい以下の投与を考えてもよいであろう．その他の薬剤に関しては，抗精神病薬の項（参照 p93〜）で述べたので参考にされたい．

- リスペリドン（リスパダール®）1〜2mg　分1〜2
- オランザピン（ジプレキサ®）5〜10mg　分1（糖尿病では禁忌）

> **column**
>
> ### 電気けいれん療法
>
> 　現場ではECT（electroconvulsive therapy）と呼ばれる．1938年，イタリアのCerlettiとBiniによって創始されたもので，頭部の皮膚の上から数秒間，脳に通電してけいれん発作を起こす治療法である．1950年代に薬物療法が普及してくると，人工的にけいれんを起こすという方法を巡っての倫理的な批判もみられ，一時衰退した時期があった．しかし現在では，麻酔管理のもと，筋弛緩薬を使用することにより，無けいれんでの施行（脳波上で発作波を確認）が可能となった．これを修正型電気けいれん療法（modified electroconvulsive therapy；mECT）という．また，治療器の開発（パルス波治療器）により，必要な電気量を調整できるようにもなり，記憶障害の副作用も少なくなった．現在では，この修正型で行うのが原則である．
>
> 　治療の適応としては，うつ病，躁うつ病（双極性障害），昏迷状態（うつ病あるいは統合失調症など），興奮状態（統合失調症あるいは躁病など）にある患者で，以下に相当する場合である．
>
> - 緊急性のある場合（強い自殺念慮，拒食，自傷他害のおそれがあり，薬物による効果の発現を待つ余裕がない）
> - 薬物療法が無効の場合
> - 薬物療法による副作用が著しく，薬物による治療を十分に行えない場合（高齢者など）
> - 妊娠，催奇形性のおそれ，胎児への副作用のおそれなどで薬物を使えない場合
>
> 　なお，絶対禁忌はないともいわれるが，脳血管障害の急性期，脳内占拠性病変，重篤な心疾患などを有する患者には原則禁忌となる．

II うつ病・双極性障害

うつ病と双極性障害(躁うつ病)は,これまで気分障害としてまとめて扱われてきた.抑うつ気分や意欲低下などが主体のうつ病相のみを認めるものをうつ病,爽快気分・多弁などが主体の躁病相を認めるものを双極性障害とし,いずれも気分の障害とされてきた.しかし家族歴や遺伝学的観点から,双極性障害は統合失調症圏とうつ病圏の間に位置すると考えられるようになり,DSM-5では気分障害というカテゴリーがなくなり,両者はそれぞれ独立した章に分割された.

どのような疾患か

旧来うつ病といえば,真面目で責任感の強い企業戦士が,結果を出そうと仕事に没入するなかで,疲弊しきってうつ状態になってしまうパターン,いわゆる内因性うつ病が原型とされてきた.しかし近年では,操作的診断の普及も背景としてうつ病概念が広がり,ちょっとしたきっかけで落ち込んだ一時的な反応についても,うつ病に含められてしまう状況も出てきた.うつ病概念は拡散しており,精神科医においても,うつ病と診断する範囲が各人によって異なるのが現状である.精神疾患のなかで最もつかみどころがないのがうつ病かもしれない.

最も狭義に捉え,内因性うつ病のみをうつ病とする精神科医も少なくないが,世間一般には,うつ病の診断基準により判断されたものと考えてよいであろう.一般医としては,判断に迷う場合には「うつ病」とせずに,「うつ状態」までとして無理に病名をつけなくていいように思う.そのほうがむしろ正確であるし,精神科へ紹介した際にも,治療移行がスムーズである.

双極性障害に関しては,うつ病と比較すると生物学的寄りというか,心因の要素があまり大きくない.同じうつ状態であっても,うつ病と双極性障害では治療薬も異なってくるため,両者を区別することは精神科臨床において

は大事になる．

　うつ状態をみたら身体因の関与を否定し，躁的なところがないかどうかをチェックする．うつ病の可能性が高まれば，心因のかかわりの度合いをみていくというのが一般的な考え方である．ある程度の見立てができれば，治療は精神科に依頼するのが望ましい．

▶ うつ病

　ここまで述べたようにうつ病を捉えるのはなかなか難しい．とはいっても一応の判断基準は必要である．以下に最も汎用されている DSM-5 によるうつ病の診断基準を提示した（①）．どのような症状があるかをみておきたい．この診断基準を使う場合，A だけしかみずに診断してしまうケースを見かけるが，大事なのは B ～ E である．ここにはうつ病の診断では，苦痛や日常生活上の機能的低下があること，身体疾患がないこと，躁病エピソードをはじめとした他の精神疾患では説明できないことが条件となっていることが記載されている．

　よく DSM が導入されてうつ病概念が拡散したといわれるが，それは症状項目だけをみていて，正しく使うことができていないことも一因である．診断基準をみてわかるように，症状がほとんど 1 日中，ほとんど毎日と記載してある．ここを正しく判断すれば，それほど多くはないはずである．もちろんこの「ほとんど」をどう判断するかも実は主観的で曖昧なところかもしれないが…ここに診断基準の限界もある．

▶ 双極性障害

　双極性障害は，うつ病と比較すると診断の枠組みとしては割と明確である．心因性のうつ病という言い方はあるが，心因性の双極性障害とは言わない．もちろん心因が発症に関与することを完全に否定することはできないが，どちらかというと統合失調症に近いというか，脳の病気と考えたほうがわかりやすい．うつ病よりも遺伝の影響が大きい．

① うつ病の診断基準(DSM-5)

A：以下の症状のうち5つ（またはそれ以上）が同じ2週間の間に存在し，病前の機能からの変化を起こしている．これらの症状のうち少なくとも1つは(1)抑うつ気分，または(2)興味または喜びの喪失である
注：明らかに他の医学的疾患に起因する症状は含まない．

(1) その人自身の言葉（例：悲しみ，空虚感，または絶望を感じる）か，他者の観察（例：涙を流しているようにみえる）によって示される，ほとんど1日中，ほとんど毎日の抑うつ気分
注：子どもや青年では易怒的な気分もありうる．

(2) ほとんど1日中，ほとんど毎日の，すべて，またはほとんどすべての活動における興味または喜びの著しい減退（その人の説明，または他者の観察によって示される）

(3) 食事療法をしていないのに，有意の体重減少，あるいは体重増加（例：1か月で体重の5％以上の変化），またはほとんど毎日の食欲の減退または増加
注：子どもの場合，期待される体重増加がみられないことも考慮せよ．

(4) ほとんど毎日の不眠または過眠

(5) ほとんど毎日の精神運動焦燥または制止（他者によって観察可能で，ただ単に落ち着きがないとか，のろくなったという主観的感覚ではないもの）

(6) ほとんど毎日の疲労感，または気力の減退

(7) ほとんど毎日の無価値感，または過剰であるか不適切な罪責感（妄想的であることもある，単に自分をとがめること，または病気になったことに対する罪悪感ではない）

(8) 思考力や集中力の減退，または決断困難がほとんど毎日認められる（その人自身の説明による，または他者によって観察される）

(9) 死についての反復思考（死の恐怖だけではない），特別な計画はないが反復的な自殺念慮，または自殺企図，または自殺するためのはっきりとした計画

B：その症状は，臨床的に意味のある苦痛，または社会的，職業的，または他の重要な領域における機能の障害を引き起こしている

C：そのエピソードは物質の生理学的作用，または他の医学的疾患によるも

4 覚えておきたい精神疾患

のではない
注：基準A〜Cにより抑うつエピソードが構成される．
D：抑うつエピソードは，統合失調感情障害，統合失調症，統合失調症様障害，妄想性障害，または他の特定および特定不能の統合失調症スペクトラム障害および他の精神病性障害群によってはうまく説明されない
E：躁病エピソード，または軽躁病エピソードが存在したことがない

(高橋三郎, 大野裕監訳. DSM-5精神疾患の診断・統計マニュアル. 東京：医学書院：2014. p160-1より抜粋.)

　過去には躁うつ病と称され，文字通り，躁病エピソード(②)とうつ病エピソードを認める疾患である．DSM-5においては，双極性障害をⅠ型とⅡ型に分けている．完全な躁病エピソードが存在するものを**双極Ⅰ型障害**(多くはうつ病エピソードも有する)，少なくとも一度の軽躁エピソード(③)と，少なくとも一度のうつ病エピソードがあるものを**双極Ⅱ型障害**としている．また，少なくとも2年間，これらの診断基準を満たさない軽躁と抑うつを認めるものを**気分循環性障害**としている．

　双極Ⅰ型障害は古典的な躁うつ病である．双極Ⅱ型障害に関しては，軽躁エピソードの基準である少なくとも4日間という定義を遵守すれば，それほど多くはない．しかし実際の臨床では，より短期間であったり，一時的な気分の高揚状態までを軽躁と判断し，やや広がった概念になっている状況にあるといえる．精神科においては，双極Ⅱ型障害を過剰診断して薬を使いすぎだとする意見，まだまだ見逃されているとする意見の双方がある．

　また，診断基準以下の軽躁やもともとの気質レベルの気分変動までを含めて**双極スペクトラム**と捉える考え方もある．この考え方の利点は，治療対応につながることである．うつ病は抗うつ薬，双極スペクトラムでは双極性障害に準じた気分安定薬が第一選択となる．

　一般医がこれらの違いを判断するのは難しい．典型的な躁うつ病タイプの双極Ⅰ型は理解しておいてほしいが，双極Ⅱ型については正確に診断できる必要はない．うつ病と違って，過去に気分の高揚した時期があることを捉えられ，ひょっとしたら双極性の可能性があるかもしれないと気づけるだけで十分である．

② 躁病エピソード（DSM-5）

A：気分が異常かつ持続的に高揚し，開放的または易怒的となる．加えて，異常にかつ持続的に亢進した目標指向性の活動または活力がある．このような普段とは異なる期間が，少なくとも1週間，ほぼ毎日，1日の大半において持続する（入院治療が必要な場合はいかなる期間でもよい）

B：気分が障害され，活動または活力が亢進した期間中，以下の症状のうち3つ（またはそれ以上）（気分が易怒性のみの場合は4つ）が有意の差をもつほどに示され，普段の行動とは明らかに異なった変化を象徴している

(1) 自尊心の肥大，または誇大
(2) 睡眠欲求の減少（例：3時間眠っただけで十分な休息がとれたと感じる）
(3) 普段よりも多弁であるか，しゃべり続けようとする切迫感
(4) 観念奔逸，またはいくつもの考えがせめぎ合っているといった主観的な体験
(5) 注意散漫（すなわち，注意があまりにも容易に，重要でないまたは関係のない外的刺激によって他に転じる）が報告される，または観察される
(6) 目標指向性の活動（社会的，職場または学校内，性的のいずれか）の増加，または精神運動焦燥（すなわち，無意味な非目標指向性の活動）
(7) 困った結果につながる可能性が高い活動に熱中すること（例：制御のきかない買いあさり，性的無分別，またはばかげた事業への投資などに専念すること）

C：この気分の障害は，社会的または職業的機能に著しい障害を引き起こしている，あるいは自分自身または他人に害を及ぼすことを防ぐため入院が必要であるほど重篤である，または精神病性の特徴を伴う

D：本エピソードは，物質（例：乱用薬物，医薬品，または他の治療）の生理学的作用，または他の医学的疾患によるものではない

注：抗うつ治療（例：医薬品，電気けいれん療法）の間に生じた完全な躁病エピソードが，それらの治療により生じる生理的作用を超えて十分な症候群に達してそれが続く場合は，躁病エピソード，つまり双極Ⅰ型障害の診断とするのがふさわしいとする証拠が存在する．

注：基準A～Dが躁病エピソードを構成する．少なくとも生涯に一度の躁病エピソードがみられることが，双極Ⅰ型障害の診断には必要である．

（高橋三郎, 大野裕監訳. DSM-5精神疾患の診断・統計マニュアル. 東京：医学書院；2014. p124 より抜粋.）

③ 軽躁病エピソード（DSM-5）

A：気分が異常かつ持続的に高揚し，開放的または易怒的となる．加えて，異常にかつ持続的に亢進した活動または活力のある，普段とは異なる期間が，少なくとも4日間，ほぼ毎日，1日の大半において持続する
B：気分が障害され，かつ活力および活動が亢進した期間中，以下の症状のうち3つ（またはそれ以上）（気分が易怒性のみの場合は4つ）が持続しており，普段の行動とは明らかに異なった変化を示しており，それらは有意の差をもつほどに示されている
(1) 〜 (7) は，躁病エピソードと同様
C：本エピソード中は，症状のないときのその人固有のものではないような，疑う余地のない機能の変化と関連する
D：気分の障害や機能の変化は，他者から観察可能である
E：本エピソードは，社会的または職業的機能に著しい障害を引き起こしたり，または入院を必要とするほど重篤ではない．もし精神病性の特徴を伴えば，定義上，そのエピソードは躁病エピソードとなる
F：本エピソードは，物質（例：乱用薬物，医薬品，または他の治療）の生理学的作用によるものではない

（高橋三郎，大野裕監訳．DSM-5 精神疾患の診断・統計マニュアル．東京：医学書院；2014．p124-5 より抜粋．）

ポイント

▶ 身体疾患にうつ病合併は多い，身体疾患の予後にも影響

身体疾患を有する患者に，うつ病を合併するケースは少なくない．しかもうつ病を併発することが身体疾患の予後にも影響することが知られている．④に例を示した．研究法は報告により数字のバラツキが大きいが，こうした傾向にあることだけでもイメージしてもらえればよい．

うつ状態に気づき，適切な評価および治療導入することが望ましいのであるが，すべての患者にうつ病スクリーニングを行うことは現実的ではない．英国国立医療技術評価機構（NICE）では，うつ病の既往，重大な身体疾患，

④ 身体疾患におけるうつ病の有病率と併発による影響

身体疾患におけるうつ病の有病率	うつ病併発による影響
・がん：13〜20% (Lancet Oncol 12:160-74,2011.)	死亡リスクが1.25倍 (Cancer 115:5349-61,2009.)
・脳卒中：29〜36% (Stroke 36:1330-40,2005.)	入院日数，通院回数などの増加 (Stroke 37:2796-801,2006.)
・心筋梗塞：5〜69% (Gen Hosp Psychiatry 33:203-16,2011.)	死亡率リスクが2倍 (Gen Hosp Psychiatry 33:203-16,2011.)
・糖尿病：11% (Diabetes Care 24:1069-78,2001.)	血糖コントロール悪化 (Diabetes Care 23:934-42,2000.) 治療アドヒアランス低下 (Diabetes Care 31:2398-403,2008.)

(メンタルケアモデル開発ナショナルプロジェクト．包括的なうつ管理のための研修プログラム 2012.)

その他精神衛生上の問題を抱えているような場合には，うつ病スクリーニングを行うとしている．簡便なツールとしてPHQ-9(DSMに準拠)などがあるが，ツールを使わずとも，うつ病の可能性を考えて評価を進めていくことができればよい(参照 p2〜).

▶内因性うつ病を意識してみる

　一般医としては，旧来から本邦のうつ病のプロトタイプといわれてきた内因性うつ病については，わかるようにしておきたい．早めの治療対応を要し，抗うつ薬の投与が必要なタイプである．内因性うつ病は，誰もが疑わない「うつ病」である．DSM-5には「メランコリアの特徴を伴う」という特定用語が用意されている．メランコリアとは，広くうつ状態を指す言葉であったが，実臨床においては，抗うつ薬や電気けいれん療法に反応しやすい，いわゆる内因性うつ病とほぼ同義と考えてよい．特徴的な症状としては，**早朝覚醒，日内変動(朝方に症状が重い)**があり，さらに著しい制止・焦燥，明らかな食欲不振と体重減少，過度で不適切な罪責感，快刺激への反応消失などが

ある．罪責感が強くなると妄想にまで及ぶこともある．うつ病の3大妄想と呼ばれる罪業（ちょっとした失敗を「大変な罪を犯してしまった」などと確信）・心気（些細な体調変化を「重い病気にかかっている」などと確信）・貧困妄想（お金があるのに「財産がなくなった」などと確信）がよく知られている．

ときには否定妄想（「胃も腸もない」など）や不死妄想（「決して死ねない」など）にまで至り，Cotard症候群と呼ばれる状態になることもある．Cotard症候群の基礎疾患はうつ病に限らない．妄想を背景とした拒食のため脱水や低栄養状態に陥り，一般科を受診することもある．身体管理が優先されるが，電気けいれん療法の適応にもなりうるため，早期に精神科へつなげたい病態である．

▶ うつ状態に対して，焦って薬物療法を開始しない．双極性の要素を捉える

うつ病と双極性障害のうつ病相は，症状から区別するのはなかなか難しいことが多い．しかし同じうつ状態であっても，両者の治療方向は異なる．双極性障害であることがわからずに，うつ状態だからと抗うつ薬を投与してしまうと，躁状態に転じて収拾がつかなくなってしまうこともある．また，うつと躁を短期間に繰り返す急速交代（ラピッドサイクラー）化を促し，治療を困難にしてしまうこともある．焦って抗うつ薬を投与するのは避けたい．

うつ病を疑った場合には，いかに双極性の要素を見抜くかが重要なポイントになる．過去に明らかな躁状態を呈した時期があれば，疑うことはたやすい．「過去に普段と違うほど気分がよくて調子がいい時期がありましたか？」などと質問をするのが基本であるが，的確な答えが返ってくるとは限らない．その場合，双極性の素因を疑うべき指標が参考になる（⑤）．うつ病だと思って抗うつ薬の処方を考える場合には，投与前にぜひ確認しておきたい．あてはまる場合には，治療開始は精神科に任せたほうが無難である．一般医に必要なのは，双極性障害を診断することではなく，双極性の素因がありそうな患者には抗うつ薬を使わずに精神科医に相談できることである．

⑤ 双極性の素因を疑わせる指標

- 双極性障害の家族歴(親,子,同胞)
- 発揚(高揚)気質
- 過食・過眠
- 若年発症(25歳未満)
- 産後発症
- 精神病症状

精神科治療歴がある場合
- 抗うつ薬により軽躁・躁が誘発された過去
- 繰り返すうつ病エピソード

(Ghaemi SN, et al. The bipolar spectrum and the antidepressant view of the world. J Psychiatr Pract 2001 ; 7 : 287-97.)

治療の概要

うつ病の治療

　うつ病治療の原則は,休養・環境調整を行ったうえでの精神療法と薬物療法である.日本うつ病学会が発表した治療ガイドライン(2013)に基づいて治療の概要を示す(⑥).学会 HP から誰でもみることができる.精神科医でなくても読めるようにわかりやすく記載してあるので,参考にされたい.

　中等症以上のうつ病に関しては診断に迷うことも少なく,精神科へ紹介することに異論はないであろう.問題は軽症うつ病である.この扱いが難しい.薬物療法の是非に関しては,まだ一定の結論には至っていない.世界のガイドラインでは,必ずしも抗うつ薬は必要ではないという見解が主流である.少なくとも安易な薬物療法は避けるのが原則である.一方で,抗うつ薬を投与してはいけないともされておらず,実際に一定の効果を認める場合もある.この判断は難しいところがあるが,⑥に示した基礎的介入は全例に適用できるので,まずはこれを行いたい.

　軽症うつ病とされる一群には,さまざまなタイプのうつ状態が紛れている.

⑥ うつ病治療の概要

軽症うつ病
診断基準に該当する症状をぎりぎり満たす程度，社会的職業的機能障害が軽度
- 基礎的介入 ▶ 患者背景，病態理解に努め，支持的精神療法と心理教育を行う
- 必要に応じて選択される推奨治療 ▶ 少なくとも安易な薬物療法は避けることが原則
  ——新規抗うつ薬（SSRI, SNRI, ミルタザピン），認知行動療法

中等症・重症うつ病（精神病性の特徴を伴わないもの）
中等症：軽症と重症の間
重症：診断基準に該当する症状が十分に多く，社会的職業的機能障害が著しい
- 新規抗うつ薬，三環系抗うつ薬／非三環系抗うつ薬
- 電気けいれん療法（自殺の危険や栄養学的な生命の危機が切迫している場合は積極的に行う）

精神病性うつ病
- 抗うつ薬と抗精神病薬の併用
- 電気けいれん療法
- 抗うつ薬単剤で治療開始し，効果不十分ならば抗精神病薬を追加
- 緊張病症状を伴ううつ病：ベンゾジアゼピン系薬剤の経口あるいは非経口投与，電気けいれん療法

（日本うつ病学会．日本うつ病学会治療ガイドライン Ⅱ．大うつ病性障害 2013〈Ver.1.1〉より抜粋．）

たとえば内因性の要素があるタイプには抗うつ薬の有効性が高いが，状況反応性のタイプでは十分な効果がみられないことがある．軽症うつ病は，症状が軽いとはいえ，治療が楽ということではない．雑多なうつ状態があるからこその難しさもある．ガイドラインの記載は，ただ単にうつっぽいから抗うつ薬を投与するという短絡思考への戒めと考えたい．また，当然ではあるが，経過のなかで自殺念慮や妄想を認めるときには精神科への紹介を急ぎたい．

● 薬物療法

　一般医が抗うつ薬を処方することには慎重な意見，逆に抗不安薬を処方するくらいなら抗うつ薬を使うべきとの意見もあり，一定の見解は得られていない．SSRIによる賦活症候群のリスクなどを考えると安易な処方は避けるべきであり，できるだけ精神科医に紹介してほしい．しかし精神科医のアドバイスを受けられる体制がある，あるいは精神科研修等で使用した経験があり，その薬の反応(効果および副作用)を実感したことがあるのなら，使うことがあってもよいと考えている．

　一般医が処方することがあるとしたら，副作用の観点からも三環系抗うつ薬ではなく，新規抗うつ薬であろう．薬剤のプロフィールや副作用の詳細は他項(参照 p99〜)にゆずり，処方の一例を示す．

　抗うつ薬の使い分けに関しては，決まったかたちがあるわけではないが，初期投与としては薬剤の特性からざっくりと以下のように考えるのがよい．抗うつ効果を評価するには少なくとも約2週間は必要である．副作用が出てこない限り単剤で十分量使い，効果がなければ他剤への切り替えも考える．一般医としては単剤でうまくいかなければ精神科に相談すべきである．寛解に至れば，維持療法として半年以上は継続投与することが一般的である．

- 抑うつ気分，不安が目立つタイプはSSRI(ただし焦燥感が強いタイプでは避けたい)
  - セルトラリン(ジェイゾロフト®)25mg　1錠　分1　就寝前
    マイルドで扱いやすい．パロキセチン(パキシル®)は副作用が目立つことがあり，ややプロ向きの薬剤．
- 意欲・活力の低下が目立つタイプはSNRI
  - デュロキセチン(サインバルタ®)20mg　1カプセル　分1　朝食後
    活力アップ系なので朝投与が望ましい．疼痛を伴うタイプにも効果を認めることがある．
- 不眠，食欲不振が目立つタイプはNaSSA(ミルタザピン)
  - ミルタザピン(リフレックス®，レメロン®)15mg　1錠　分1　就寝前

⑦ うつ病の小精神療法"7 カ条"

- 病気であることの確認(単なる怠けでない)
- できるだけ早期に休息をとらせる
- 治療には3〜6か月はかかると告げる
- 治療中に自殺しないよう約束する
- 人生にかかわる決断(転職,離婚等)は延期するようすすめる
- 病状には一進一退があることを告げる
- 服薬の重要性と副作用について説明する

(笠原嘉. うつ病〈病相期〉の小精神療法. 季刊精神療法 1978 ; 4 : 118-24.)

睡眠,食欲の改善に関しては最も効果を感じやすい薬剤.睡眠薬も減らせる.逆に眠気が残ることがあり半錠スタートでもよい.SSRIのような賦活症候群も出にくく使いやすい.

● **精神療法**

精神療法に関しては,認知行動療法の有用性が示されているが,一般医が施行するのは現実的には難しい.おすすめするのは「うつ病の小精神療法"7 カ条"(笠原嘉)」である(⑦).ここには心理教育のエッセンスが詰まっており,うつ病患者をみる際の原則中の原則といえる.難しいことはないので,ぜひ実践してほしい.

双極性障害の治療

治療は通常精神科医が行うことになるので,ここでは薬物治療の基本のみ記載する.こちらも日本うつ病学会による治療ガイドライン(2012)が発表されているが,うつ病治療ガイドラインと異なり,あくまで臨床経験のある精神科医向けに書かれたものである(⑧).

薬物治療の基本は気分安定薬である.うつ病相だから抗うつ薬,躁病相だから抗精神病薬ではない.上がり下がりの揺れの幅を小さくする方向にもっていくことが基本的考え方である.とくにうつ病相においては,第一選択が

⑧ 双極性障害の薬物治療の概要

躁病エピソード
最も推奨される治療：躁状態が軽度：リチウム，
　　　　　　　　　　躁状態が中等度以上：リチウム＋非定型抗精神病薬*
次に推奨される治療：バルプロ酸，非定型抗精神病薬*，カルバマゼピン，
　　　　　　　　　　バルプロ酸＋非定型抗精神病薬*

大うつ病エピソード（双極性障害のうつ病相）
推奨される治療：クエチアピン，リチウム，オランザピン，ラモトリギン
その他の推奨されうる治療：リチウム＋ラモトリギン，電気けいれん療法
推奨されない治療：三環系抗うつ薬の使用，抗うつ薬による単独使用など

維持療法
最も推奨される治療：リチウム
次に推奨される治療：ラモトリギン，オランザピン，クエチアピン，
　　　　　　　　　　アリピプラゾール，バルプロ酸，
　　　　　　　　　　リチウムまたはバルプロ酸＋クエチアピン，
　　　　　　　　　　リチウム＋ラモトリギンまたはアリピプラゾール
　　　　　　　　　　またはバルプロ酸

*非定型抗精神病薬：オランザピン，アリピプラゾール，クエチアピン，リスペリドン．

（日本うつ病学会．日本うつ病学会治療ガイドライン Ⅰ．双極性性障害 2012 より抜粋．）

抗うつ薬ではないことに留意したい（実際には気分安定薬に加えて三環系以外の抗うつ薬を少量使うこともある）．また，双極性障害では，躁病相でもうつ病相でもない場合にも，維持療法として気分安定薬を中心とした向精神薬が必要であることを理解しておきたい．これらの薬剤を内服している患者が入院してきたら，双極性障害があるかもとひと考えできるとよい．

III パニック障害（パニック症）

どのような疾患か

　パニック障害とは，動悸や呼吸困難，めまい感などが不意に出現し，死んでしまうのではないかという恐怖に突発的に襲われるパニック発作の反復を特徴とする．発作が起きるのではないかという持続的な不安を持ち，発作が起きることを恐れて社会活動を避ける傾向も出てくる．心理社会的ストレスを抱えているケースが多いが，病態としては，扁桃体の過剰活動と前頭葉の機能低下などが想定されている．心因性のなかに器質因がみつかりつつあるのがパニック障害である．

　身体症状がメインのため，はじめに一般科や救急外来を受診することがほとんどである．精神科医よりも一般医がかかわることが多い病態であり，初期対応は理解しておきたい．

ポイント

▶ パニック発作とパニック障害を区別する

　パニック発作＝パニック障害ではない．パニック障害と診断するには，パニック発作(①)を繰り返し，また発作が起きるのではないかという予期不安や，不安を回避する行動が続く(DSM-5では1か月またはそれ以上)ことが求められる．パニック発作を呈する疾患はさまざまであり，パニック発作を認めた場合には，身体因や薬物による可能性を除外し，他の精神疾患も鑑別する必要がある．あらゆる精神疾患においてパニック発作を起こすことがある(②)．

▶ パニック障害であることを患者に説明する

　パニック障害であることがわかった場合には「身体的には問題なかったの

137

① パニック発作の診断基準(DSM-5)

パニック発作とは，突然激しい恐怖または強烈な不快感の高まりが数分以内でピークに達し，その時間内に，以下の症状のうち4つ（またはそれ以上）が起こる．
- 動悸，心悸亢進，または心拍数の増加
- 発汗
- 身震いまたは震え
- 息切れ感または息苦しさ
- 窒息感
- 胸痛または胸部の不快感
- 嘔気または腹部の不快感
- めまい感，ふらつく感じ，頭が軽くなる感じ，または気が遠くなる感じ
- 寒気または熱感
- 異常感覚（感覚麻痺またはうずき感）
- 現実感消失（現実ではない感じ），または離人感（自分自身から離脱している）
- 抑制力を失うまたは"どうかなってしまう"ことに対する恐怖
- 死ぬことに対する恐怖

(高橋三郎，大野裕監訳．DSM-5 精神疾患の診断・統計マニュアル．東京：医学書院；2014．p206-7 より抜粋．)

で心配ないです」で終わらせてはいけない．患者は死の恐怖を感じるほどの体験をしている．納得できない患者たちは「では異常がないのになぜ症状が起きるのか？」とより不安が強くなり，症状が悪化してしまうこともある．パニック発作，パニック障害という病態があるのだという説明を十分にしておきたい．その際のポイントは次の3点である[1]．

- パニック障害は不安や恐怖に関する脳の機能障害であり，本人の性格や気のせいではない…**病状の説明**
- パニック発作で死ぬことは決してない…**保証**
- 薬物療法が効果的であり，精神療法も有効である…**治療法の説明**

② パニック発作の鑑別の進め方

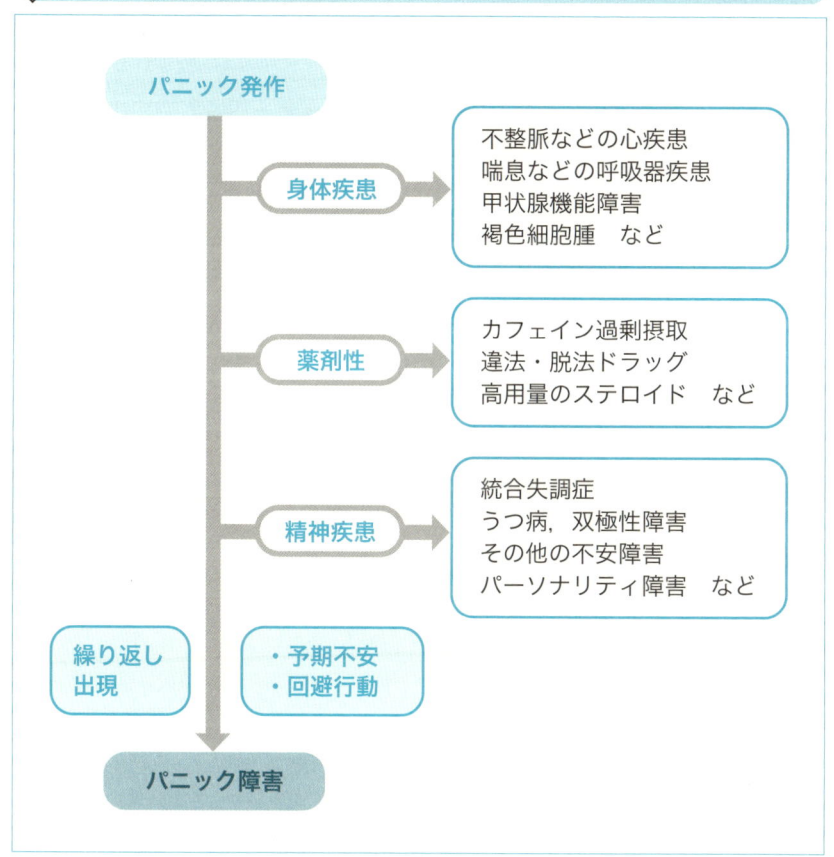

```
パニック発作
  ├─→ 身体疾患 →  不整脈などの心疾患
  │              喘息などの呼吸器疾患
  │              甲状腺機能障害
  │              褐色細胞腫　など
  │
  ├─→ 薬剤性 →   カフェイン過剰摂取
  │              違法・脱法ドラッグ
  │              高用量のステロイド　など
  │
  ├─→ 精神疾患 → 統合失調症
  │              うつ病，双極性障害
  │              その他の不安障害
  │              パーソナリティ障害　など
  │
  ↓
繰り返し出現　・予期不安
　　　　　　　・回避行動
  ↓
パニック障害
```

▶ 一般医が治療を行うことがあってもいい

　パニック障害の治療は，薬物療法が効果的である．疾病教育，支持的精神療法，認知行動療法，リラクゼーションなども併用される．パニック障害の診断がつけば，精神科医に紹介してよいが，初期対応については一般医が行うことがあってもいいであろう．

治療の概要

　薬物療法としては，SSRIが第1選択薬となる．効果が発現するまでにしばらく時間を要することから，効果が早いベンゾジアゼピン系抗不安薬を2〜3週間くらい併用することもある．しかし，あくまで補助的な位置づけであり，漫然と継続しない．SSRIは半年〜1年間継続し，症状の再燃がなければ，漸減中止をはかる．

　比較的早めに精神科に紹介できるなら，短〜中時間作用型ベンゾジアゼピン系抗不安薬の頓用，あるいは超長時間作用型の定時処方でつないでよいが，しばらく紹介できる状況にないときにはSSRIを試してみてもよいかもしれない．うつ病よりはSSRIを使いやすい病態ではある．

　非薬物療法としては，認知行動療法の有効性が実証されているが，一般医としては深呼吸や筋弛緩などのリラクゼーションをすすめるのがよい．

▍救急外来にパニック発作で来た場合の対処法

- 来院時すでにパニック発作がおさまっている場合も多いが，続いていれば発作対応を行う．会話ができるくらいなら，ゆっくり腹式呼吸をしてもらう．前かがみにさせると呼吸しやすくなることが多い．過換気を伴っている場合，以前はペーパーバッグ法がよく使われたが，これは血中酸素濃度を下げるリスクがあり，避けたい．
- なかなか発作がおさまらない場合には，ジアゼパム5〜10mgを呼吸状態に留意しながらゆっくり静注する．落ち着いた後に抗不安薬（アルプラゾラム，ロラゼパムなど）を発作時頓用として処方し，早めに精神科受診につなげたい．

▍通常外来における処方例

- 定時薬：SSRIが基本
  - セルトラリン（ジェイゾロフト®）25mg　1錠　分1　就寝前
    パロキセチン（パキシル®）も保険適用あり．エスシタロプラム（レクサプロ）は本邦では適応外だが，欧州などでは承認されている．

- ロフラゼプ酸エチル（メイラックス®）1mg　1錠　分1　就寝前
  ベンゾジアゼピン系を定時で使うなら，半減期が長い本剤が使いやすい．
- 不安時の頓用：<u>3錠 分3 などの使い方はしない</u>
  アルプラゾラム（ソラナックス®，コンスタン®）0.4mg　1錠，ロラゼパム（ワイパックス®）0.5mg　1錠，強い不安があればクロナゼパム（ランドセン®，リボトリール®）0.5mg　1錠．

IV 身体表現性障害（身体症状症および関連症群）

　身体表現性障害(ICD-10, DSM-Ⅳ-TR)とは，ざっくりいうと，身体症状の訴えがあるも，身体疾患や薬剤の影響，あるいは他の精神疾患では完全な説明ができない一群をいう．臨床現場ではよく使用される用語であるが，新しいDSM-5では「身体表現性障害」が「身体症状症および関連症群」に改められた．身体表現性障害の代表選手であった「身体化障害」も，「身体症状症」という用語に置き替えられた．

　これまで使われていた「身体表現性」「身体化」には，何らかの精神的な問題が身体症状として表現されるという仮説に基づいた病因論的な意味合いがあった．DSM-5ではその考え方がはずされた．身体症状症という病名らしくない病名ができたが，すぐには普及することはなく，しばらくは身体表現性障害とともに使われていくことが予測される．病名にこだわるよりも，どのような病態をどのように考えていくかとするのがよい．

どのような疾患か

　身体表現性障害(身体症状症および関連症群)には，さまざまな下位分類がなされている．ICD-10, DSM-Ⅳ-TR, DSM-5に定められている診断名と分類には微妙な違いがあり，これらの差を理解するのは精神科医でも難しい．ここではDSM-5に準じて述べるが，大枠がわかれば十分である(①)．

▶ 身体症状症：従来の身体化障害

　ひとつあるいは複数の身体症状の訴えがあるタイプ．これまでの身体表現性障害では，身体症状が医学的に説明できないことが前提になっていた．しかし身体疾患が完全にないと判断することは現実的には限界がある．身体的に問題がないから精神科の問題だとギアチェンジするのも，医師患者関係か

4 覚えておきたい精神疾患

① 身体症状症および関連症群の分類（DSM-5 による）

- ひとつあるいは複数の身体症状がつらく，日常生活の妨げになっている
    - ▶身体症状症：従来の身体化障害
- 身体症状症のなかで疼痛症状がつらく，日常生活の妨げになっている
    - ▶身体症状症（疼痛が主症状のもの）：従来の疼痛性障害（身体症状症の下位分類となった）
- 身体症状は存在しない，あってもごく軽度，症状へのとらわれが明らかに過剰か不適切で不安が強い
    - ▶病気不安症：従来の心気症

  身体表現性障害（ICD-10）はここに相当

- 神経学的症状として現れる
    - ▶変換症／転換性障害（機能性神経症状症）：従来のヒステリー
    - ＊ICD-10 では身体表現性障害と並列で，解離性（転換性）障害として別項目に分類される．

- 症状が捏造される
    - ▶作為症／虚偽性障害：虚偽が作為という表現に変更された
    - ＊ICD-10 ではパーソナリティ障害に分類される．

  別枠で考えるべき概念

らみても望ましくない．身体症状症では，**身体疾患の有無ではなく，苦痛を伴う身体症状に加え，それらに対する反応としての異常な思考，感情，行動に基づいた診断を行う**ことが強調されている．これは患者の訴えが"本物"かどうかという議論を避ける意味でも適切な変更に思える．だからといって身体をみる目を甘くしてはいけない．ここに分類される患者をできるだけ少なくすることは，一般医の身体的臨床能力を高めることにつながるともいえる．

身体症状症に分類されることが多いと思われるいわゆる不定愁訴をみたときにも，心療内科か精神科だと決めつけるのではなく，内科的観点からの吟味を忘れてはいけない．これに関してはぜひ，『内科でみる不定愁訴』[1]を参照されたい．すべての基本は可能な限りの身体因を十分に評価することである．

症状の訴えが，ある系統や器官に持続的に固定する傾向のあるケース（過敏性腸症候群など）では，心身の疲労状態や生活面での不安が発病の契機になることが多い．この場合，患者の苦悩を理解しようとする診療態度が大事である．症状から次第に生活状況などへと話題を移していく過程のなかで徐々に改善をみることも多い[2]．

一方，症状が変動しやすく多彩な身体症状の訴えがあるタイプでは，演技性パーソナリティ特性を有するなど未熟傾向の患者も少なくない．対人葛藤が発症の誘因となりやすい．医療者側も陰性感情を抱きがちだが，このタイプに対しては，焦って結果を出そうとせず，現実に適応できるよう気長に援助していく．具体的には，症状をもちながらも自分なりに努力していくことをすすめ，そうであれば治療者は応援していくという姿勢を基本とする[2]．薬物療法に関しては慎重を要する．とりあえず処方するということは避けたい．使う場合には，対象とする症状を明確にしておくことが必要であり，患者に言われるがままに抗不安薬や睡眠薬を処方してはいけない．出したとしても単剤とする．これらの薬剤は，脱抑制や退行を促してしまうリスクがある．医原性に境界性パーソナリティ障害もどきをつくらないようにしたい．

▶ 身体症状症（疼痛が主症状のもの）：従来の疼痛性障害

従来の疼痛性障害に相当し，DSM-5 においては，身体症状症のなかの一部に組み込まれるかたちとなった．頑固な痛みを訴えるも，身体医学では十分に説明できないものである．事故や身体疾患への罹患などの不安体験が誘因になることがある．なお，うつ病の症状としての疼痛については鑑別しておきたい．

対応としては，痛みは「気のせい」などと精神的なものとせず，痛みがあ

ることをしっかり認めることが大事である．はじめから心因を探しにいかず，薬物療法など痛みに対してできることをしていく．疼痛に関しての薬物療法としては，うつ病の有無を問わず，抗うつ薬が有効なことがある．機序としては脊髄レベルの下行性疼痛抑制系の賦活作用といわれている．三環系抗うつ薬のアミトリプチリン(トリプタノール®)，SNRIのデュロキセチン(サインバルタ®)などが使われる．また抗てんかん薬のクロナゼパム，カルバマゼピン，ガバペンチン，プレガバリンなども用いられる．

▶ 病気不安症：従来の心気症

　従来でいう心気症にほぼ相当する．身体症状は存在しないか，あってもごく軽度であるが，症状へのとらわれが明らかに過剰か不適切で不安が強いものが相当する．がんなど重篤な疾患に罹患しているのではないかという考えにとらわれ，症状の訴えは固定化し，何度も医療者に確認する．検査を求めてドクターショッピング化しやすいタイプである．ここで鑑別しておきたいのが，うつ病に伴う心気妄想である．ほかのうつ病症状がないか確認したい．

　対応としては，初診時には患者の疾患に対する不安をくみとり，必要な身体面の検査を施行し，その疾患を明確に否定し，保証を与えることが原則である．その後は，必要がないと思われる検査は避ける．薬物療法としては，不安や症状へのとらわれという観点からはSSRIを試す手もある．また，妄想レベルに至っている場合には抗精神病薬も選択肢となる．

▶ 変換症／転換性障害(機能性神経症状症)：従来のヒステリー

　古典的にはヒステリーと呼ばれていたものに相当する．ヒステリーは演技的で未熟な性格が基盤にあり，何らかの葛藤や心理的問題をうまく処理できない場合にみられるとされており，身体症状に置き換えられる転換症状(転換性障害)，意識の解離(心因性健忘など)として現れる解離症状(解離性障害)に二分される．転換性障害については，転換(conversion)とてんかん(epilepsy)が同音異義語であるため，これまで混乱を招くことがあった．そのため「転換」は「変換」と訳されることになった．

転換症状としてよくみられるのが，下肢が脱力して歩けない(失歩)，立てない(失立)，声が出ない(失声)，皮膚の知覚鈍麻や過敏，喉頭部の塊の感覚(ヒステリー球)，けいれん発作(心因性非てんかん性)などである．

対応としては，心因性であることをはじめから追求せず，まずは患者の苦痛を理解していく．落ち着いてきたところで，ストレスがさまざまな身体症状をきたすことがあることを伝えつつ，心因と症状の関連について本人が気づけるように促していくのが基本である．

▍作為症／虚偽性障害

DSM-5 からこのカテゴリーに分類されることになった．身体症状の訴えがあるという点ではここに入るのもわからないではないが，別枠とすべき概念に思われ，やや違和感は残る．作為症とは，身体的，心理的な症状が捏造されたり，外傷や疾病の意図的な誘発がなされるものである．ポイントは金銭的な利益など外的な報酬がない点である．ここが詐病との違いである．

ポイント

▶ 身体診察を丁寧に行う

身体診察を丁寧に行うことが基本である．これまでいくつかの医療機関で問題がないと言われ続けている患者であっても，初診時に十分な身体診察を改めて行う意味は大きい．第一には，本当に身体疾患が隠れていないかを自分の目で確かめること，もうひとつは触診のもつ意味である．成田[3]は，『手は機械と違って心と直接つながっている．診察の一環として「触れる」ことによって，患者に慰めや安心を与えることができる』としている．これは精神科医がいきなりやると問題になるが，一般医にとっては自然な流れであろう．初診時に患者の訴えを受け，病歴聴取から身体診察，必要な検査を考えるという流れは，どのタイプの患者にも適用できる．事前情報から「ちょっと大変そう」と極端に構えすぎず，身体症状については丁寧に扱うことが大事である．

② 患者に説明するための病態モデル

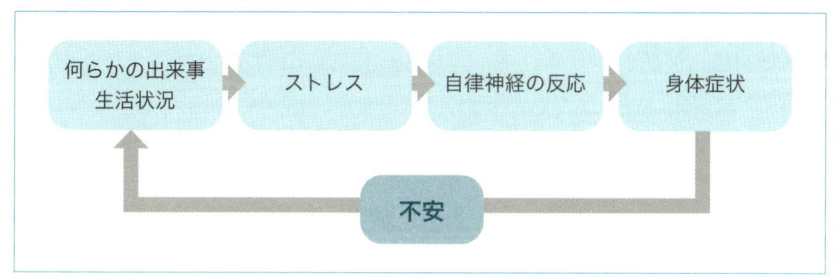

```
何らかの出来事  →  ストレス  →  自律神経の反応  →  身体症状
生活状況                                              ↓
  ↑                     不安                   ←←←←←
  ←←←←←←←←←←←←←←←←
```

(成田善弘. セラピストのための面接技法. 東京：金剛出版；2003. p146 図1 を基に筆者作成.)

▶ 治療者の病態モデルを提示する

　この分野の困難さは，治療者と患者の病気についての考え方に差があることに起因している．治療者としては両者が共有できる説を提示することが必要になる（②）．

　何らかの出来事や生活状況がストレスになり，自律神経をはじめとした身体の変調をきたして身体症状が現れる．それに対する不安が，新たなストレスとなって悪循環に陥るという説明モデルである．

　身体症状に関しては，身体医学的観点から検討することを伝えつつも，不安が症状を増悪させうることを確認する．ストレスに対する反応は個々のパーソナリティや受け取り方にかかわること，不安に対しては生活環境の改善や必要に応じた向精神薬，精神療法的かかわりが有効となりうることについて理解を得ると，その後の対応につなげやすい．

▶ 変換症（転換性障害），作為症（虚偽性障害），詐病の違いを理解する

　立てない，動けない，でも身体的には異常所見が見つからない．こうしたケースは一般科でもときにみられる．精神科的には変換症（転換性障害），作為症（虚偽性障害），詐病が鑑別にあがる．これらは混同して使われることが多いが，違いを理解しておきたい．

変換症では，無意識のもとに症状が出てくるので，本人には自覚がない．つまり潜在的な思いが症状に転換されると考えられる．一方，詐病や作為症では意図的に症状がつくられる．詐病は，何らかの明確な目的（金銭や休職，薬物の不正入手など）があって症状が捏造されたものである．作為症は，症状が意図的に作り出されるところは詐病と同じだが，金銭的な利得などの理由をもたず，病者を演じることへの心理的欲求が動機となっている．ある意味，医療行為に対する一種の嗜癖ともいえる病態である．

虚偽で派手な病歴を述べ，身体症状を捏造して入退院を繰り返す患者を，ミュンヒハウゼン症候群と呼ぶこともある（ほら吹きのミュンヒハウゼン男爵にちなんだ用語）．基本的にはパーソナリティ障害が基盤にあることが多い．また，親が子供に人工的に症状を起こさせて受診させるケースもあり，代理ミュンヒハウゼン症候群と呼ぶ．これは児童虐待に相当し，子の保護が最優先される．見抜くことも対応も難しいが，症状と所見やデータが合わないときには，その可能性も頭のどこかに入れておいてよいかもしれない．

治療の概要

治療の構えに関しては各疾患説明でも触れたが，一般診療の場で最もよくみられる身体症状症について改めてまとめたい．統合失調症やうつ病と異なり，薬物に対する反応も十分には期待できない．精神療法として認知行動療法などの有効性も示されてはいるが，実臨床においてはなかなかうまくできるものでもない．

治療の基本原則は，重篤な身体疾患はないことを保証し，症状をもちながらも日常生活を送っていくことを焦らずに支えていくという方向性である．それなりに落ちついてくるのをゆっくりと待つという姿勢がよい．治療結果を出そうと焦ると，それが患者に伝わり，かえってはまってしまうこともある．患者と長期にかかわることができる一般医であれば，むしろ精神科医よりもよいかかわりができるのではないだろうか．精神科医の役目としては，身体症状の訴えのなかにうつ病や統合失調症など治療効果が期待できる疾患

③ 身体症状症の対応のポイント

- 身体症状に対する苦痛があることを認め，患者のおかれている状況を理解する
- 「異常は何もない」よりも「すぐに治療を要する重篤な病気はない」という趣旨の説明をする
- 考えうる病態モデルについて説明する
- 焦って結果を出そうとしない．ゆっくりペースでよい
- 自身の陰性感情を自覚して，それが出ないように心掛ける
- 安易な処方はしない．薬を出す場合には単剤で標的症状を明確にしておく
- 経過中，本当に身体因の可能性がないかどうかという意識を常に持っておく

（堀川直史．身体表現性自律神経機能不全．こころの科学 2013；167：33-5.）

をみつけること，対人距離をうまく保つことができなかったり，身体症状に精神症状が加わるタイプに対応することであろう．精神科医に相談しつつも，一般医がかかわっていかねばならない分野である．最後に対応のポイントを③にまとめる．

V 認知症

　厚生労働省は，認知症を患う人の数が2025年には700万人を超えるとの推計値を発表(2015年)している．65歳以上の高齢者のうち，5人に1人が認知症に罹患する計算となる．2012年の時点では約462万人とされており，約10年で1.5倍にも増える見通しである．この数は専門医のみでは到底対応できない．今後はこれまで以上に一般医が診ざるを得ない状況になってくることは容易に推測される．

　認知症は脳の変性疾患である．暴言，妄想など認知症に伴う行動・心理症状への対応が難しい場合には，精神科診察が必要になるが，むしろ初期評価に関しては，一般医のほうが得意なのではないだろうか．

どのような疾患か

　認知症とは，一旦獲得された知能が不可逆的に失われ，日常生活に支障をきたすようになった状態をいう．記憶障害をはじめとし，失語，失行，失認，実行機能障害などの認知機能障害がメインの症状であり，これを中核症状（脳細胞が壊れることによって直接起こるもの）ともいう．また，行動症状として暴言，暴力，徘徊など，心理症状として不安・焦燥，妄想，幻覚なども認めることがあり，これを BPSD(behavioral and psychological symptoms of dementia：認知症の行動と心理症状）という．

　認知症は大きく4つのタイプに分けて考える．もちろんこれらは併存することもあり，きれいに分けられないこともあるが，それぞれの特徴を知っておきたい．

▶ アルツハイマー病（AD:Alzheimer disease）：物忘れからはじまる

　認知症のなかでは最も多いタイプ．以前は，初老期にみられるアルツハイマー病，老年期にみられるアルツハイマー型老年認知症と用語を使い分けて

いたが，現在はどちらでもよい．

　緩徐に発病し，物忘れで始まることが多い．置き忘れや約束事を忘れるなどで気づかれる．本人自身は自覚していないことも多い．診察場面では，質問の返答に困ると「いつもはわかるんですけど，今日はちょっと緊張しちゃって…」などと答えられない理由を取り繕ったり，「あれなんだっけ」などと同伴者に助けを求めることも特徴的である．

　代表的な症状である中核症状には，近時記憶障害（直近の行動や聞いたことを忘れる），見当識障害（日付や場所がわからない），失語（物の名前が出てこない），失行（着替えができない，日用品を使えないなど），失認（道に迷うなど），実行機能障害（料理や仕事の手順につまるなど）などがある．

　頭部CTやMRIでは，側頭葉内側，海馬周囲の萎縮が目立つ．MRIとセットで評価できるVSRAD（早期アルツハイマー型認知症診断支援システム：アルツハイマー型に特徴的な海馬傍回の萎縮具合を数字で示したもの）の結果も診断の参考になる．脳血流シンチでは両側側頭・頭頂葉，帯状回後部や楔前部の血流低下が認められる．

　また診察時の有効な検査課題として，視空間操作の障害をみる手指構成・**逆キツネ**[1]がある．両手で影絵のキツネのかたちを作り，片手を半分ひねって右第2指と左第5指，左第2指と右第5指の指腹同士をくっつける課題である．検査者がこれを手でつくり，真似てもらう．アルツハイマー型では早くから側頭・頭頂葉領域に関連した視空間認識が苦手になる．できない場合をアルツハイマー型と断定はできないが，MMSEの図形模写や時計描画テストよりも簡便であり，臨床的には使いやすい．

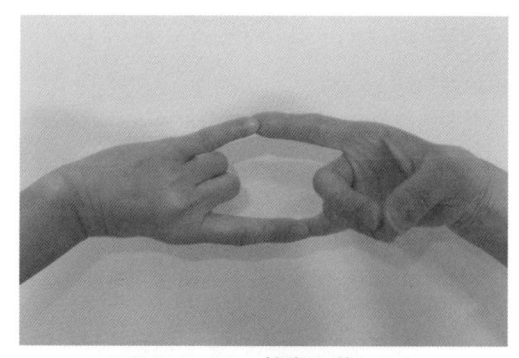

アルツハイマー検査の逆キツネ

▶ レビー小体型認知症(DLB:dementia with Lewy bodies)：幻視＋パーキンソニズムがあれば疑う

　主に大脳皮質に多数のレビー小体を認めるもので，びまん性レビー小体病とも呼ばれる．同じレビー小体を脳幹部に認めるものがパーキンソン病である．両者の違いはレビー小体の分布の違いともいえる．

　代表的な主症状は，幻視（「人が家のなかに上がり込んでくる」などと具体的に説明できるタイプの幻視），パーキンソニズム（振戦よりも小刻み歩行や動作緩慢で転びやすいなどが目立つことが多い）である．その他，REM 睡眠行動障害（睡眠中にいきなり大声を出すなど），抑うつ症状，自律神経症状（起立性低血圧など），薬剤過敏性（とくに抗精神病薬に対する副作用が出やすい）などを認める．また，日によってあるいは1日のなかでも症状に動揺性がある（クリアなときとぼんやりしているときがある）．

　頭部 CT や MRI では脳萎縮は比較的軽度であることが多く，これだけでは診断につながらない．疑った場合にはさらに検査を進め，脳血流シンチでの後頭葉の血流低下，MIBG 心筋シンチグラフィーでの取り込み低下（交感神経への変性の結果）を確認できると診断につなげやすい．

　記憶障害よりも幻視から気づかれることが多い．高齢者で幻視がある場合には，パーキンソニズムの確認と認知機能のチェックをしておきたい．

▶ 前頭側頭型認知症(FTD: fronto-temporal dementia)：行動やパーソナリティの変化が目立つ

　前頭側頭型認知症は，かつてピック病ともいわれていた．変性した神経細胞であるピック小体の有無が病態とされていた．しかし，その後の研究で現在ではピック小体の有無は問わず，前頭葉や側頭葉に局所的萎縮が見られ，特徴的な症状を示す疾患を前頭側頭葉変性症（FTLD=fronto-temporal lobar degeneration）と呼ぶようになった．このなかに前頭側頭型認知症と，失語を主徴とする意味性認知症，進行性非流暢性失語が分類されている．

　前頭側頭型認知症の特徴としては，ほかのタイプと比較して比較的若年で発病することがある．記憶障害は目立たないが，行動異常や性格変化が前景

に立つ．遠慮のない言動が目立ち，万引きやセクハラ・パワハラにつながるなど抑制を欠き，社会的に問題となることがある．また，同じ場所を歩き回る，手や膝を擦り続けるなど**常同行為**が出てくることがある．通院している患者の態度が変わってきたり，家族から「こんなことをする人じゃない」「最近人が変わってしまった」などといわれた時には，鑑別に入れたい．

　画像検査として，CTやMRIでは両側の前頭葉・側頭葉に限局した萎縮を認め，脳血流シンチでは同部位の血流低下が認められる．

▶脳血管性認知症（VD：vascular dementia）：脳血管障害のリスクがある場合に留意

　文字通り脳血管障害によっておこる認知機能障害．もともと高血圧や糖尿病などの基礎疾患を有している場合が多い．血管病変の部位や範囲により症状は多様であるが，物忘れよりも実行機能に支障をきたしてくることが多い．些細なことで急に泣き出すなどの情動失禁，パーソナリティの尖鋭化，思考スピードが落ちるなどの症状がある．画像診断にて，虚血，梗塞，出血など脳血管障害の存在を確認することで診断する．アルツハイマー病との併存も少なくない．

● ポイント

▶物忘れ＝認知症ではない．治療の可能性がある認知症様状態を見逃さない

　外来通院している高齢患者が「最近物忘れが気になります」と訴えてきた場合，認知症だと考えて「最近はいい薬がありますよ」といきなり抗認知症薬を投与することは避けたい．認知症以外にも，記憶障害などの認知機能障害をきたし，認知症様症状を呈する疾患は少なくない．一般医としては，これらを鑑別することから始めたい．身体疾患だけではなく，精神疾患でも認知症様症状をきたすことがある（①）．

① 認知症様症状をきたし治療対応が可能な代表的疾患

身体疾患
- **脳器質疾患**：正常圧水頭症，慢性硬膜下血腫，Wilson 病など
- **内分泌疾患**：甲状腺機能低下症など
- **代謝性疾患**：電解質異常，低酸素状態，ビタミン欠乏（ビタミン B1，B12 欠乏など）など
- **感染症**：神経梅毒，HIV など
- **その他**：SLE，多発性硬化症など

精神疾患
- **せん妄**：意識混濁でぼんやりしていて認知症と間違われることあり．せん妄の症状は動揺性
- **うつ病**：とくに高齢者の場合，抑うつ気分よりも記憶力や判断力の低下が目立つことがある
- **妄想性障害**：BPSD としての被害妄想との鑑別．妄想性障害には認知機能の低下はない

▶ 改訂長谷川式簡易知能評価スケール（HDS-R）は合計点数だけで判断しない

認知症スクリーニングとして改訂長谷川式簡易知能評価スケール（HDS-R）や Mini-Mental State Examination（MMSE）などがある．ここでは本邦において最もなじみがあると思われる HDS-R について考えてみたい．

30 点満点で，20 点以下のときに認知症の可能性が高いと判断されるが，それだけではもったいない．その中身が大事である．20 点を超えていても，臨床症状によっては認知症と診断することもある．また，認知症の病型分類においても，HDS-R は有用である．それぞれの質問項目の意味合いを理解しておくと，認知症以外の評価にも応用することができる．

表 1 に HDS-R を示し，その設問の目的を記載した．また認知症ごとの特徴についてもまとめたので，診療の参考とされたい．

表1　改訂長谷川式簡易知能評価スケール（HDS-R）

No	質問内容		配点	設問の目的
1	お歳はいくつですか？（2年までの誤差は正解）		0　1	年齢：自分自身の見当識
2	今日は何年の何月何日ですか？何曜日ですか？（年月日，曜日が正解でそれぞれ1点ずつ）	年	0　1	日付：日時の見当識
		月	0　1	
		日	0　1	
		曜日	0　1	
3	私たちが今いるところはどこですか？（自発的にでれば2点，5秒おいて家ですか？病院ですか？　施設ですか？のなかから正しい選択をすれば1点）		0 1 2	場所：場所の見当識
4	これから言う3つの言葉を言ってみてください．あとでまた聞きますのでよく覚えておいてください．（以下の系列のいずれか1つで，採用した系列に○印をつけておく） 1：a)桜　b)猫　c)電車 2：a)梅　b)犬　c)自動車		0　1 0　1 0　1	3単語復唱（記銘）：即時記憶
5	100から7を順番に引いてください．（100-7は？　それからまた7を引くと？　と質問する．最初の答えが不正解の場合，打ち切る）	(93)	0　1	計算：計算力とともに注意力をみる．**注意力を判断するので，93-7は？　と問うてはいけない．**せん妄など軽度意識障害の評価にも使える
		(86)	0　1	
6	私がこれから言う数字を逆から言ってください．（6-8-2，3-5-2-9）（3桁逆唱に失敗したら打ち切る）	2-8-6	0　1	数字の逆唱：記銘力とともに注意力をみる
		9-2-5-3	0　1	
7	先ほど覚えてもらった言葉をもう一度言ってみてください．（自発的に回答があれば各2点，もし回答がない場合，以下のヒントを与え正解であれば1点） a)植物　b)動物　c)乗り物		a：0 1 2 b：0 1 2 c：0 1 2	3単語の遅延再生：近時記憶をみる **アルツハイマー病では苦手**
8	これから5つの品物をみせます．それを隠しますので何があったか言ってください．（時計，鍵，ハサミ，鉛筆，硬貨など必ず相互に無関係なもの）		0 1 2 3 4 5	5物品名の記銘：非言語性の記銘力をみる
9	知っている野菜の名前をできるだけ多く言ってください．（答えた野菜の名前を右欄に記入する．途中で詰まり，約10秒間待っても出ない場合はそこで打ち切る）5個までは0点，6個＝1点，7個＝2点，8個＝3点，9個＝4点，10個＝5点		0 1 2 3 4 5	野菜の語想起：発語の流暢性をみる．主に前頭葉機能を反映

（長谷川和夫．よくわかる認知症の教科書．東京：朝日新書；2013．p59 図表2-3を基に筆者作成．）

② HDS-Rからみる認知症のタイプごとの特徴

AD	：言い繕いや同伴者に助けを求めることがある．即時再生は比較的できるも遅延再生が苦手なのが特徴である．記憶の保持が障害されているためヒントも有用ではない
DLB	：意識が曇っていることも多く，注意力をみる計算や数字の逆唱が苦手も，遅延再生は比較的保たれる
FTD	：真面目に考えようとしないことが多く，適当に答えて早く済ませようとする傾向がある
VD	：思考が緩慢で答えるまでに時間がかかる．時間に制約がある質問が苦手なので，野菜の語想起は時間切れになることが多い．記憶保持よりも取り出し過程に問題があるため，遅延再生はヒントが有用なこともある

▶画像だけで判断しようとしない

　認知症の評価の過程においては，通常頭部CTやMRIを撮影する．画像を撮る最大の目的は，脳血管障害や治療可能な慢性硬膜下血腫などの器質因を評価することにある．気を付けたいのが，脳萎縮があるから認知症だと判断してしまうことである．萎縮があっても日常生活に支障がなければ認知症とは判断できない．

　もちろん萎縮部位の特徴や脳血流シンチは，認知症のタイプ分けには有用である．しかし脳血管性認知症以外では，必ずしも画像が決め手になるわけではなく，あくまで有力な診断ツールのひとつとして活用するという姿勢が望まれる．4つの認知症タイプのなかでは，アルツハイマー病が最も特徴がないといえる．認知症を疑った場合には，ほかの3型の可能性を除外していくほうが，鑑別を進めやすいかもしれない（②）．

治療の概要

認知症を根本的に治療する方法は現在のところなく，薬物療法などにより進行を遅らせ，患者と介護者の生活の質を落とさないように維持していくことが治療目標となる．

認知症に対しては，社会的資源をうまく利用しながら介護体制を整えることが第一である．薬物療法がメインではないが，薬剤の特性を知ったうえで使うのは問題ない．認知症のなかで，抗認知症薬の保険適用があるのはアルツハイマー病とレビー小体型認知症（アリセプト® のみ）である．

アルツハイマー病

薬物療法としては，現在のところ進行を抑制する効果があるとされる4剤の選択肢がある．**アセチルコリンエステラーゼ阻害薬**（ドネペジル，ガランタミン，リバスチグミン）が3剤，**NMDA受容体拮抗薬**（メマンチン）が1剤である．中核症状に対する効果に大きな差はなく，投与経路などから薬剤を選択することが多い．各薬剤の詳細は抗認知症薬の項（p111）を参照されたい．

中核症状に対して

中核症状に対しては，アセチルコリンエステラーゼ阻害薬のうちから1剤選択する．これらはどちらかというと賦活系である．とくにドネペジルに関しては賦活効果が高く，BPSDが目立つタイプに使うと症状を悪化させてしまうリスクもあるので留意したい．筆者は，1日1回投与が望ましければドネペジル，1日2回でも大丈夫ならドネペジルより賦活リスクが少ない印象のあるガランタミン，貼付薬がよければリバスチグミンを選択している．BPSDも認める場合には，抑制方向に働くメマンチンが無難である．アセチルコリンエステラーゼ阻害薬同士の併用は認められないが，これら1剤とメマンチンは併用が可能である．ドネペジルとメマンチンの併用により単独よ

りも効果が上回るという報告[2]や，差がないとする報告[3]があるが，試してみてもよいであろう．

- **アセチルコリンエステラーゼ阻害薬**：嘔気，下痢など消化器症状に留意
  - ドネペジル（アリセプト®）3mg　分1　朝食後
    1〜2週間服用し副作用を確認した上で，5mgに増量とする．
    高度の場合には10mgまで増量できるが副作用に留意が必要である．イライラが目立つ場合は中止，変更．
  - ガランタミン（レミニール®）8mg　分2　朝，夕食後
    8mgは有効用量ではないので，4週間後に16mg 分2へ増量．さらに症状に応じて24mg 分2まで可能．
  - リバスチグミン（リバスタッチ®，イクセロンパッチ®）4.5mg　1日1回貼付
    4週間ごとに4.5mgずつ18mgまで増量する．18mgが有効用量．
    これまで12週間で維持量に増量する3ステップ漸増法のみであったが，9mgから開始し，4週後に18mgに増量する1ステップ漸増法も認められた．
- **NMDA受容体拮抗薬**：めまい，ふらつきに留意
  - メマンチン（メマリー®）5mg　分1　夕食後〜就寝前
    1週間以上かけて5mgずつ増量する．20mgまで増量可能．

BPSDに対して

　BPSDに対しては，身体要因と環境要因を十分に評価し，それに対処することが大前提である．その上で，適応外使用にはなるが，興奮や易怒性など症状に応じた薬剤を投与することがある．厚労省が発表しているガイドライン[4]では「身体的原因がない」「他の薬物の作用と関係がない」「環境要因により生じたものではない」「非薬物的介入による効果が期待できないか，介入が適切でない」場合に薬物投与を検討するとしている．主に抗精神病薬が使用されるが，認知症患者に対する非定型抗精神病薬の投与は，死亡率をわずかに上げるという報告[5]が出されたこともあり，慎重な対応が望まれる．こ

れを肯定あるいは否定する報告がいくつか出されてはいるが，いずれにしても使う場合には少量から始めるのがよい．

- 抑肝散エキス顆粒 7.5g　分3
  成分中の甘草による低カリウム血症に留意．
- リスペリドン（リスパダール®）0.5mg〜2mg　分1〜2
  投与量が増えた場合，錐体外路症状に留意．
- クエチアピン（セロクエル®）12.5〜25mg　分1〜2
  糖尿病では禁忌．
- バルプロ酸（デパケン®，セレニカ®）50〜200mg　分1
  幻覚妄想がない場合の情動安定目的．高アンモニア血症に留意．

▶レビー小体型認知症

　ドネペジル（アリセプト®のみ）が保険適用となった．3mgから開始し，1〜2週間服用して5mgに増量とする．4週間以上経過後10mgに増量する．なお，症状により5mgまで減量できる．しかしパーキンソニズムが増悪するリスクもあり，慎重に使用するのが望ましい．

　BPSDに対しては，抑肝散のほか，少量の抗精神病薬（クエチアピンなど）を使わざるを得ないこともあるが，薬剤過敏性があるので慎重に経過をみる必要がある．

▶前頭側頭型認知症

　薬剤の効果に関しては，評価が定まっていない．アセチルコリンエステラーゼ阻害薬は症状をあおるリスクがあるので原則として使用しないほうがよい．ただメマンチンは部分的効果の報告もあり，使える可能性はあるかもしれない．症状に応じて抗精神病薬や気分安定薬，一部抗うつ薬を使うこともあるが，精神科医でも対応に難渋することが多い．一般医としては精神科医に相談するのがよいであろう．

▶ 脳血管性認知症

脳血管障害の状況により対応も異なるが，意欲や自発性が低下している場合には，ニセルゴリン（サアミオン®），逆に情動が不安定な場合には錐体外路症状に留意しながらチアプリド（グラマリール®）や少量の抗精神病薬などを検討する．

---

column
軽度認知障害（MCI）とは？

軽度認知障害（mild cognitive impairment；MCI）は，もともと認知症の前駆状態としての記憶障害を中心とした病態を指していたが，現在では記憶障害以外の認知機能の低下も含めた症状があるも，日常生活には大きな支障がない状態とされている．抗認知症薬の導入に関しては，積極的に行うことを支持する一定の見解には至っていない．軽度認知障害あるいは認知症かどうか迷うような場合には，状態に変化があったときに再診をすすめ，変化がなくても半年後に再評価するなど先延ばしする判断もあってよい．少なくとも一刻を争って薬物療法を導入する必要はない病態である．

VI 発達障害

　発達障害という用語は，マスメディアでも取り上げられることが多くなってきている．精神科においてもここ10年くらいで急速に認知されてきた概念である．発達障害と一言で言っても，それが指す範囲は広い．大きな概念としては，生得的あるいは生後早期から脳機能の偏りが存在し，発達とともにそれが明らかになり，成人になっても残ることによって生活に支障をきたす一群ということになる．

　その程度はさまざまであり，乳幼児期には見つからずに，学校や社会生活のなかではじめて問題が表面化してくることもある．発達障害と定型発達との境は明瞭ではない．疾患や障害というよりも，誰でもある程度，発達障害的特性をもっているかもしれないと考えたほうが捉えやすい．一般科を受診する患者やその家族，あるいは皆さんの同僚のなかにも少なからずいるはずである．

　一般医としても，発達障害の概念を知り，こうした特性をもった人々への対し方を理解しておくと，日常診療の助けになるのではないかと思う．ここでは主に成人の発達障害について述べてみたい．

どのような疾患か

　発達障害に含まれる代表的な類型を①に示す．発達障害の範囲を広くとると，知的障害も含まれることになるが，通常は別枠で考えることが多い．一般に発達障害といえば，自閉症スペクトラム障害（ASD）を中心として，注意欠如・多動性障害（ADHD），学習障害（LD）までを含んだ概念である．

　ここでは自閉症スペクトラム障害，注意欠如・多動性障害の2つを取り上げる．

① 代表的な発達障害の概念

- 精神遅滞／知的障害：全般的な知的発達の遅れ　別枠で考える

- 自閉症スペクトラム障害：autism spectrum disorder（ASD）
    社会性，コミュニケーション機能，想像力の障害
- 注意欠如・多動性障害：attention-deficit/ hyperactivity disorder（ADHD）
    注意・行動・衝動を制御することが困難
- 学習障害：learning disorder（LD）
    読字・書字・計算のいずれかに困難を伴う

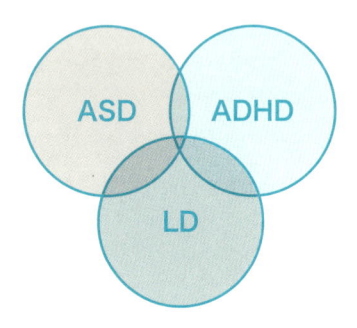

（ASD・ADHD・LDのベン図）

＊発達障害は各々単独ではなく，同時に起こりうる．ADHDの特徴をもったASDというのもありうる．

▶ 自閉症スペクトラム障害（自閉症スペクトラム症）：ASD

　DSM-5においては，これまで広汎性発達障害，自閉症，高機能自閉症，アスペルガー障害などといわれていた概念を，自閉症スペクトラム障害としてまとめることになった．これまでやや用語の混乱がみられていたこともあり，これに関してはわかりやすくなった．いずれ普及していくと思われる．

　特徴としては，社会性やコミュニケーションにおける持続的な問題，想像力の障害，そしてこだわりの強さ，感覚過敏である．具体的には，話し相手の気持ちを汲んで，自分の考えを伝え，お互いにやりとりすることが苦手と

なる．また融通がきかず，状況に合わせた柔軟な行動をとることが難しい．

▌注意欠如・多動性障害（注意欠如・多動症）：ADHD

症状としては，注意力欠如（順序立てた思考や行動ができない，すぐに飽きてしまうなど），多動性（落ち着きがないなど），衝動性（一呼吸おくことができず，バタバタと行動してしまうなど）の3つである．症状を複数有することもあるが，どれかだけが優勢の場合もある．これらの症状により，学校・家庭・職場など複数の場面における日常生活に困難をきたす発達障害のひとつである．基本的には学童期に顕在化してくることが多いが，成人してからみえてくることもある．成人の場合には，落ち着きのなさよりも不注意が目立つことが多い．うっかりミスが多く，仕事能率が悪い．時間管理も苦手である．また，感情コントロールをうまくできずに不適応を起こすことがある．

ポイント

▶日常診療において自閉症スペクトラム障害（ASD）に気づく

自閉症スペクトラム障害にみられる特徴は，誰にでも少しはありうるものである．成人になるまで受診歴がない場合には，それなりに適応してきたともいえる．診断には至らなくても，こうした傾向をもつ人は少なくない．日常診療のなかで，その特徴に気づくことができ，ちょっとした対応法を知っていると，診療もスムーズにすすむであろう．

精神症状の見立て方の項でも少し述べたが（参照 p81〜），改めて日常診療において自閉症スペクトラム障害を疑うポイントを述べる（②）．思い当たる患者が何人かはいるのではないだろうか．

▶日常診療において注意欠如・多動性障害（ADHD）に気づく

一言で言うと，何となく落ち着かず，バタバタした感じの人である．みている医師側も，その動きに影響されてしまいそうになることもある．焦らず

② 診察のなかで自閉性スペクトラム障害を感じるポイント

- 話し方と雰囲気に，ちょっとした違和感がある
  あまりに嘘がなく純粋で透明感がある．ウラがなく本音だけで正直．正論であるがゆえに思考のかたさを感じる．話し方は直線的でやわらかさに乏しい

- 質問にとまどい，返答までに時間を要することがある
  「調子はいかがですか？」と聞くと一瞬答えに窮する．オープンクエスチョンが苦手な傾向

- タイミングが合わず，診察がスムーズに進まず，ちょっとしたストレスを感じる
  「話す」「聞く」タイミングが微妙にずれ，会話が滞る．外来診療で処方箋を渡して予約日も取り，診察終了の雰囲気なのにそれがわからず，ずっと座っているなど

- 患者の言葉と表情や雰囲気とのずれがある
  言葉では「大変です」「つらいです」といいながら，表情に抑うつ感がなく，あっさりしてみえる

- 感覚過敏がある
  心電図の電極装着時や超音波検査でゲルを塗るときの触覚が苦手，MRI検査時の音が苦手など

(青木省三ほか編．大人の発達障害を診るということ．東京：医学書院；2015．)

に落ち着いて診療にあたりたい．
　③に，ADHDを疑うポイントについて示す．

▶経過が典型的でないときには，自閉症スペクトラム障害圏を考える

　これはやや精神科寄りの話になるかもしれないが，自閉症スペクトラム障害が基盤にあると，些細な状況変化を契機として，二次的に精神症状が現れ

> ③ 診察のなかで ADHD を感じるポイント

- 外来予約日を忘れる，予約時間に遅れる
  うっかり忘れてしまう，出がけ前にバタバタする

- 診察券をなくしたり，物の置き忘れ（傘や帽子など）がある
  診察券の再発行（後で見つかることも）歴がある，診察室に傘や帽子を忘れるなど

- 物をたくさん詰め込んだ鞄をもっている
  忘れないように何でも詰め込むが，まったく整理できていない

- 診察中，自分の言いたいことを一方的に話し，ときに感情的になる
  自分のペースで話しはじめ，比較的大きな声になりがち

- 診察中，何となく落ち着きがない
  貧乏ゆすりなど，体をせわしなく動かしている

（姜昌勲．明日からできる大人の ADHD 診療．東京：星和書店；2013．）

てくることがある．幻覚や妄想を認めたとしてもすぐに消える場合，本人に苦悩感がない場合，あるいは症状出現の状況依存性が強いときなどでは，自閉症スペクトラム障害圏を基盤とした一過性の反応と捉えると理解しやすいことがある．

　一般診察の場においても，症状の訴え方と所見や経過に，ちょっとしたずれや違和感がある場合には，自閉症スペクトラム障害的な部分はないか？と考えてみると少しみえやすくなるかもしれない．

治療の概要

自閉症スペクトラム障害の治療

　精神科においては，状況に合わせた薬物療法を行うこともあるが，基本は「治す」というよりも，適切な「支援」を行うというスタンスである．たとえ

④ 自閉症スペクトラム障害圏の患者に対するときの心得

- 基本姿勢は，はっきり，あっさり，簡潔に
  抽象的な言い方は避ける．静かなトーンで要点だけを簡潔に話す
  患者診療になれていれば，患者の興味のあることについて話題にすることはあってもよい

- 「暗黙の了解」は期待できない．具体的に説明する
  「睡眠は十分にとって，薬もしっかり飲んでください」だけでは不十分である．「7 時間（23 時～6 時までと言った方がいいこともある）は眠ること，薬は食後 30 分以内に飲んでください」などと具体的な指示を出す

- 文字情報を使う
  話し言葉では十分に伝わらないことが多い．紙に書いて文字を通して説明すると理解しやすい

（青木省三．精神科治療の進め方．東京：日本評論社；2014．）

ば職場で不適応を起こすことがあるが，本人の不適応を治そうとするのではなく，持ち場を変えてあげるなど適応できる環境をつくってあげるほうが建設的である．臨機応変さが求められる対人仕事は苦手なので，パターン化され，一定のルールに従って行うようなタイプの仕事が望ましい．ある種の専門職だったり，本人の裁量が利く場においては，能力を発揮できる可能性がある．アドバイスする機会があれば参考にしてほしい．

④に自閉症スペクトラム障害圏の患者に対するときの医師の心得を述べるが，これは特別なことではない．どの患者に対してもそうあるべき内容であるが，より意識した対応が望まれる．

▶ ADHD の治療

ADHD に関しては，自閉症スペクトラム障害と比べると，薬物療法の効果を期待できる．一般医が処方することはないと思うが，本邦で使用できる薬剤は，中枢神経刺激薬であるメチルフェニデート徐放薬（コンサータ®），

選択的ノルアドレナリン再取り込み阻害薬であるアトモキセチン(ストラテラ®)の2剤である．前者については，適正な流通が管理されていて，医師・医療機関，薬局・調剤責任者が登録制になっている．

　薬物療法により，症状の改善を認めることが多い．しかし症状をなくすことだけが目的ではない．症状の軽減により，少しでも生活環境に適応していけるようサポートしていくことが目標となる．

VII 緊張病（カタトニア）

　緊張病（カタトニア）は，緊張病（カタトニア）症候群とも呼ばれる．疾患というよりは，ひとつの症候群である．あえてここで扱うことにしたのは，救急診療の場においてみることが少なくないことから，臨床医であればぜひ知っておいてほしい病態だからである．
　緊張病は，昏迷，無言症，拒絶症，常同症などを特徴とし，運動減少や運動過多など運動制御機能に支障をきたす症候群である．これまでは統合失調症の一亜型と診断されることが多かった．しかし実際には統合失調症以外にも，双極性障害，うつ病などでもみられ，それだけではなくさまざまな身体疾患に起因したケースもある．

どのような疾患か

　緊張病は，DSM-Ⅳにおいては，統合失調症の緊張型，気分障害に伴うもの，身体疾患によるものがそれぞれに定められていたが，DSM-5においては，精神疾患が基盤，身体疾患が基盤，あるいは原因がわからない状態であっても，同一の診断基準（①）で診断するかたちとなった．以下に示した12症状のうち，3つあれば診断できるとした．これにより，うつ病に伴う緊張病，肝性脳症に伴う緊張病性障害などと診断できるようになった．
　DSM-5が発表されるまでは，緊張病を語る際には，FinkとTaylorが推奨する診断基準（②）が用いられることが多かった．DSM-5により緊張病がみえやすくなったのは確かであるが，実臨床を考えると，依然としてFinkらの診断基準も有用と思われる．
　一般医としては，どの診断基準を使うかということよりも，緊張病というイメージを大きくつかみ，患者診察の場において「これは緊張病の可能性があるかもしれない」と思えることのほうが大事である．どのような症状があるのかを理解しておきたい．なお，緊張病の評価尺度としては，Bush-

4 覚えておきたい精神疾患

① 緊張病の診断基準(DSM-5)

臨床像は以下の症状のうち3つ(またはそれ以上)が優勢である
1. 昏迷：精神運動性の活動がない，周囲と活動的なつながりがない
2. カタレプシー：受動的にとらされた姿勢を重力に抗したまま保持する
3. 蝋屈症：検査者に姿勢をとらされることを無視し，抵抗さえする
4. 無言症：言語反応がない，またごくわずかしかない
5. 拒絶症：指示や外的刺激に対して反対する，または反応がない
6. 姿勢保持：重力に抗して姿勢を自発的・能動的に維持する
7. わざとらしさ：普通の所作を奇妙，迂遠に演じる
8. 常同症：反復的で異常な頻度の，目標指向のない運動
9. 外的刺激の影響によらない興奮
10. しかめ面
11. 反響言語：他人の言葉を真似する
12. 反響動作：他人の動作を真似する

(高橋三郎，大野裕監訳. DSM-5精神疾患の診断・統計マニュアル. 東京：医学書院；2014. p118 より抜粋.)

Francis Catatonia Rating Scale(BFCRS)[1]が使いやすい.

🔵 ポイント

▶ **緊張病症状をみた場合には，身体疾患を含め慎重に評価を**

　緊張病症状を認める患者を診察する場合には，身体評価が必要となる．神経系疾患，内分泌・代謝性疾患，自己免疫疾患などにはとくに注意したい．また，薬物の使用状況や精神疾患の既往も確認する．

　一般医としては，ここまで評価した時点で精神科に相談でよいが，精神科医としても初期段階からの経過をみたいところではあるので，早めに相談してもらっていい病態である．精神疾患としては，統合失調症，双極性障害，うつ病，発達障害などが基盤になりうる．

　緊張病は，身体疾患と精神疾患の狭間にあるような病態であるが，一般医

② Finkらの緊張病の診断基準

A 無動，無言，昏迷が少なくとも1時間持続し，以下の症状を少なくとも1つ以上伴う
　：カタレプシー，命令自動*1，姿勢常同*2（2回以上観察または誘発されること）

B 無動，無言，昏迷がない場合，以下の症状の少なくとも2つ以上，2回以上観察または誘発される
　：常同症，反響現象，カタレプシー，命令自動，姿勢常同，拒絶症，両価性*3

＊1. 命令自動：相手の命令のままに行動すること．
＊2. 姿勢常同：一旦とった姿勢をいつまでもとり続ける．
＊3. 両価性：同一の対象に対して正反対の感情が同時に起こる．

（鈴木一正訳．カタトニア―臨床医のための診断・治療ガイド．東京：星和書店；2007．）

の役割は大きい．昏迷状態により動きが少なくなると，低栄養，脱水，誤嚥性肺炎，尿路感染，褥瘡，関節拘縮，深部静脈血栓症，肺血栓塞栓症などさまざまな身体面のリスクが高まってくる．輸液をはじめ，適切な身体管理が優先される病態である．

▶ 悪性緊張病（カタトニア）と悪性症候群

　緊張病はいくつかの病型に分けて考えられることがある[2]．大きく分けると，昏迷がメインの制止型，興奮型，そして悪性緊張病（カタトニア）となる．悪性緊張病は，緊張病症状に発熱，自律神経症状（高血圧，頻脈，頻呼吸，発汗など）が加わったものである．とくに多彩な精神症状や神経症状も認める場合には，いわゆる自己免疫性辺縁系脳炎（抗NMDA受容体脳炎など）の可能性も含め，十分な内科的評価と身体管理が必要である．これら脳炎に関しては，意識障害の有無に留意する．頭部画像評価，脳波や髄液検査なども施行しておく．脳波ですべてがわかるわけではないが，徐波などの異常所見があれば，積極的に身体因を探しに行くべきである．さまざまな検査を施行しても明らかな異常所見がつかまらないこともあるが，疑いが完全に

晴れるまでは，身体因の可能性を頭の片隅には残しておきたい．

悪性緊張病に似た病態として悪性症候群がある．一般的な経過としては，抗精神病薬の投与または抗パーキンソン病薬の中断に引き続き，発熱，全身の筋強剛，自律神経症状，CK上昇，意識障害などをきたす．抗精神病薬による悪性症候群は，ドパミンが遮断されたことを契機として悪性緊張病が誘発されたものとし，悪性緊張病の一亜型であるという考え方も存在する．緊張病自体が悪性症候群のリスクにもなるので，緊張病が疑われた場合には，原則として抗精神病薬の投与は避ける．悪性症候群の治療としては，抗精神病薬の中止，補液管理を基本とし，ダントロレンなどの筋弛緩薬や，ブロモクリプチンなどのドパミンアゴニストが一時的に使用されることもある．

▶ 緊張病は精神科医だけのものではない

緊張病症状を呈する患者の評価や治療が適切に行える場は決して多くはない．内科医や救急医だけ，あるいは精神科医だけでも十分な対応はできない．双方の観点からの見立てが必要である．治療の場としては，精神科医が勤務している総合病院，できれば精神病床も有する施設が望ましい．

緊張病に相当する患者は，救急をはじめとした一般診療の場に必ず紛れてくる．緊張病は，もはや精神科医だけのものではない．一般医，とくに内科医や救急医にはぜひ理解しておいてほしい概念である．

治療の概要

緊張病には，その基盤となるさまざまな原因疾患があるが，一般的な身体管理とともに，身体疾患があれば原病に対する治療が優先される．これにより症状緩和に向かうことが少なくないが，緊張病の症状自体に対しての治療も同時に行いたい．これに関しては，基盤となる精神・身体疾患にかかわらず，**ベンゾジアゼピン系薬剤**と**電気けいれん療法**が有効である．まずは薬物療法として，ベンゾジアゼピン系薬剤（通常はジアゼパム，ロラゼパム）による治療をはじめる．これに対する反応がよくない場合や，悪性緊張病レベル

にまで至り，身体的にも時間的猶予がない場合などには，電気けいれん療法の施行がすすめられている．

以前は緊張病というと統合失調症に準じて，ハロペリドールなどの抗精神病薬で治療するのが一般的であった．しかし高力価の抗精神病薬は悪性緊張病を惹起するリスクがあり，初期治療として使うべきではない．一般医としては，緊張病を疑った場合には，焦って抗精神病薬を処方しないこと，第一選択薬はベンゾジアゼピン系薬剤であることを理解しておきたい．もちろん緊張病状態が軽快した後，統合失調症や双極性障害などの精神疾患であることがわかった場合には，それぞれに対する治療薬を用いた対応が必要になるが，これは精神科医に任せてよい．

第3章

精神科との連携

I 精神科へつなぐ

紹介先を間違えない —病状から判断する

　精神科医療機関はさまざまであり，それぞれに得意とする領域が決まっている．精神科に紹介する際には，患者の病状に見合った治療環境を選択することが求められる．身体症状が絡んでいるような場合には総合病院精神科，身体的には問題がないが幻覚や妄想があって統合失調症が疑われるようなケースは単科精神科病院，日常的なストレスなどで不眠や不安があるような場合には精神科診療所が望ましい．一例として，次のようなケースを考えてみたい．

● 救急外来に搬送された患者が，統合失調症によると思われる幻覚妄想が激しくて興奮しているケース

　搬送先の病院に精神科閉鎖病棟があれば入院による治療も可能であるが，精神病床を有していなかったり，あっても開放病棟しかなければ治療は困難である．コンサルトした精神科医から「これは当院ではちょっと難しいです」と言われた経験があるのではないだろうか．「精神科医なのに役に立たないな」と感じるかもしれないが，これはやむを得ないところがある．精神症状をもつ患者には，それぞれ適切な治療環境がある．本ケースにおいて最も望ましいのは，この病状に十分に対応できる閉鎖病棟を有し，慣れたスタッフがいる医療機関（精神科病院，精神科救急にも対応可能な総合病院）である．開放病棟で無理に対応しようとすると，離棟のリスクを防ぐために，身体拘束などによる行動制限がより厳しめになる．かえって苦痛を増悪させ，静脈血栓塞栓症など身体面のリスクをも高めてしまうことになる．はじめから病状に合った医療機関で治療を開始することが望ましい．

　紹介先の選定は重要ポイントとなる．次に精神科医療機関ごとの特徴を述

べる．スムーズな医療連携の観点からも理解しておきたい．

診療所

「眠れない」「元気がでない」「物忘れが…」などの自覚症状をもつ患者が対象となる．精神科診療所の数はどんどん増えている．最近では診療所でも予約制にしているところが多く，すぐに診てもらうことができない状況になってきている．看板としては，○○精神科というよりは，○○クリニック，○○メンタルクリニック，○○こころのクリニック，あるいは○○神経科，○○心療内科としているところも少なくない．本来，心療内科は心身症（身体疾患のなかで，その発症や経過に心理社会的因子が密接に関与）を診る内科であるはずなのだが，受診へのハードルを下げるためにそのように標榜していて，診療内容は精神科であることも少なくない．

多くの診療所でホームページをつくるようになってきた．これをうまく活用したい．医師の紹介欄に，精神保健指定医，日本精神神経学会精神科専門医の記載があれば，精神科診療を行っていると考えるひとつの目安になる．また，カウンセリングを希望する場合には，臨床心理士が勤務していることを確認するとよい．時間的制約もあり，医師がカウンセリングを行っているところは極めて少ない．

最近では精神科病院を母体としたサテライトクリニックも増えてきている．入院へのつなぎがスムーズなので，先々入院の可能性がありそうな場合にも紹介しやすい．

総合病院精神科

総合病院という名称は医療法改正で廃止されたが，現在も学会名（日本総合病院精神医学会）で使用されており，概念上もわかりやすいので，本書では使用する．総合病院の精神科には，精神病床を有する病院と，ない病院がある．総合病院精神科が得意とするのは，精神疾患と身体疾患をともに有する患者である．統合失調症の診断を受けている患者の外科手術や，精神症状を呈するSLEの治療などが対象となる．また各種検査設備がととのってい

ることから，うつ状態や幻覚妄想状態，認知機能低下などの初期評価の場としても適している．

　有床精神科のなかには閉鎖病棟を有し，精神科救急を担っている施設もある．とくに地域の中核病院においてはその傾向が強い．初発の急性精神病状態の場合，脳炎など身体因の評価が必要となることがあるため，本来精神科救急の入り口は総合病院であることが理想ではある．しかし都市型の総合病院では役割分担がなされ，開放病棟のみのところも多い．近くの総合病院が，どのような患者に対応できるかを確認しておきたい．

▶ 精神科病院

　以前は精神病院と呼ばれていたが，精神科病院が正式名称である．精神科医は「単科」ということもあるが，これは精神科単科病院のことを指す．ほとんどの施設で閉鎖病棟があり，開放病棟も併設される．精神症状が激しい，治療拒否がある，自殺念慮が強い場合などでは，精神科病院での治療が必要になる．精神科専門病院というと患者が嫌がると思われがちだが，紹介する医者側の精神科病院に対する負のイメージ(学生実習での閉鎖病棟体験など)が邪魔をしているケースも少なからず見受けられる．しかしここでの治療は患者にとってはプラスが大きい．==閉鎖環境は患者を守る．離棟のリスクも抑えられ，スタッフも安心して治療にかかわることができる．==社会復帰に向けてさまざまなツールを用意できる点でも有利である．精神科病院というと街中から離れた場所にあり，暗いイメージがあるかもしれないが，多くの精神科病院は建て替えの時期にきている．新病棟の開設に伴い，アメニティも格段に改善されてきている．

　治療に拒否的な患者が診療所や総合病院精神科(精神科救急対応外)に紹介されてくることがある．しかしここでは対応することができず，改めて精神科病院を紹介せざるを得ないケースがある．本人，家族にとっては二度手間になり，結果的に治療介入が遅れてしまう．本人を無理やり動かす前に，家族に相談しに行ってもらうという方法もある．精神症状が激しい場合には，精神科病院への紹介を考えたい．

① 状態による紹介先の選び方

- 不眠，軽い抑うつなど……………………………………………………診療所
- 精神面と身体面双方の観点必要……………………………………総合病院精神科
- 強い自殺念慮，幻覚妄想が激しい，治療拒否……………………………精神科病院

実際にはどこに紹介すればよいか迷うケースも多いであろう．何か問題が発生したときに，院内の精神科医にいつでも相談できる環境にあればよいが，そうでなければ近隣の医療機関の守備範囲をあらかじめ確認しておくのがよい．また，地域の精神保健福祉センターでは，精神科関連のさまざまな情報を得ることができるので，困ったときの相談先としてもよいであろう．

精神科へのつなぎ方のコツ

精神科受診が必要と判断した場合，患者にその旨をしっかり伝えなければならない．内科から外科に診察依頼するのと違って，精神科の場合には紹介する医師側もちょっとした重さを感じるのではないだろうか．精神科に紹介する際の心得について述べる．

▶ 受診の必要性をしっかり伝える

精神科受診の必要性を十分に告げられないまま紹介されてくることがある．話を聴いてみると「何で精神科なんだ，自分はそんなんじゃないのに，来るように言われたから来ただけだ」と受診に不満をもち，十分に同意できていないことがある．紹介した側の皆さんへの陰性感情にもつながる．たとえば「うつの状態にあると思います．その評価や治療については専門家である精神科の先生に診てもらったほうがいいと考えています」などと，受診が必要な理由をしっかりと伝えてほしい．

▶ 丸投げする印象を与えない

　「ここではもう無理だから精神科に行くように」と言われると，患者としては見捨てられたように感じてしまう．この場合，身体に関してはこれまで通り診ていくことを示したうえで，紹介する皆さん自身も，ぜひ専門家の意見を聞いてみたい，知りたいという思いを患者に伝えるのがよい．「あとは精神科にお任せします」となってしまうと，もう自分の手に負えないから見放されたんだという印象を与えてしまうことになる．精神科の問題がメインであったとしても「何か心配なことがあったらいつでも相談してください」という一言を付け加えたい．

▶ 過度な期待を盛り込まない

　「精神科に来ればすぐに解決すると言われた」と期待感満々で紹介されてくるケースがある．精神科では，病状の改善までにそれなりの時間を要することが多い．また「精神科の先生はたくさん話を聴いてくれるから」と紹介されてくることがあるが，これもできれば避けたいフレーズである．我々も余裕をもった時間を確保しての診察を望んでいるのであるが，そうできないのが現状である．しかも第2章で述べたように，診察時間と面接の質は比例しない．精神科受診に関しては，あまりに過度な期待を盛り込まないように留意したい．

▶ 受診に抵抗がある場合は，その理由を聞く

　精神科受診のハードルはひと昔前と比べると都市部を中心にだいぶ低くなっている．しかし依然として精神科に対するイメージがよくないのは同様である．もし患者が受診に抵抗を示すようなときには，ぜひその理由を聞いてほしい．コラムに示すように，意外と誤解（医療者も？？）されているところがあるかもしれない．

▶ 精神科医と日頃から関係づくりを

　紹介するときに「私もよく知っている先生ですよ」の一言があると患者は

精神科に対する誤解

- 重い精神病の患者のみが治療の対象となる：「ちょっと眠れない」という相談も受けている
- 心を見透かされる：精神科医は占い師ではない．そのような特殊能力はない
- 心のよい悪いを評価される：あくまで症状を診ているのであって，心の質を評価しているわけではない
- 薬を飲みだすとやめられなくなる：必要時にはしっかり使うことが大事．もちろん減量から中止できることもある
- 弱者のレッテルを貼られる：内科疾患と同様，弱いからなるわけではない．誰でも精神症状を呈しうる

(The PEACE Project M-7a 緩和ケア研修会スライド：精神症状〈気持ちのつらさ〉を基に筆者作成．)

安心できる．院内外に相談できる「マイ精神科医」を少なくともひとりつくり，できれば診療所，総合病院，精神科病院にも何らかのつながりをもっておきたい．患者がどうしても受診に抵抗を示す場合でも，この「マイ精神科医」に相談できる体制があると安心感は高まる．日頃から院内外の地域の集まりなどを通して，医療者間の関係づくりもしておきたい．

入院患者のコンサルト

入院患者を精神科に紹介するケースとしては，せん妄，抑うつ状態，不安状態が多いであろう．この場合，外来と異なり，改めてほかの医療機関の受診をすすめるわけではないので患者の抵抗は少ない．ターゲットにする症状を専門家に診てもらうというイメージで患者に受診をすすめるとよい．最近では精神科リエゾンチームや緩和ケアチームがつくられるようになり，精神科医が単独ではなくチームの一員としてかかわることも増え，相談するハードルは下がってきている．こうしたチームも積極的に利用したい．次に精神

科にコンサルトする際の心得を述べる．

精神科医が診察にくることを必ず本人から同意を得ること． せん妄などで同意をとれない状況であれば，少なくとも家族には同意を得て，可能なかぎり同席してもらう．これがなされていないと「何で精神科の医者がくるんだ！」「おれはおかしくない！」と診療拒否につながってしまう．同意を得られない場合には，先に電話で相談してアドバイスを受ける方法もある．せん妄に対する具体的な対応方法や薬剤選択などは，電話相談のみで可能なこともある．無理に直接介入することで，患者の陰性感情が強まることは避けたい．

コンサルトする時点では，無理に診断を付ける必要はない．むしろ状態像をつかむことを優先したい． 依頼状の内容は「うつ状態にあります．過去精神科治療歴はありません．甲状腺機能含め，身体因を疑う所見は現在のところありません．また誘因となるような薬物使用もありません．うつ病の可能性なども含め，精神科的評価をいただきたく，よろしくお願いいたします」などと記載するのが理想的である．紹介前には，身体状態，使用薬剤，過去の通院・治療歴は確認しておきたい．また「幻覚」「妄想」という用語を使うよりも，その具体的な内容「小さな虫が床にたくさん動いているのがみえる」「みんなに見張られている」などと記載してもらうほうが，評価はしやすい．

できれば家族背景も確認しておきたい．精神病棟に移って治療することになった場合，本人の同意が得られないと医療保護入院を考えねばならない．これには入院時に家族等の同意がいる．家族の存在を確認しておいてもらえると，その後の流れがスムーズになる．はじめは任意入院だったとしても，身体治療中に医療保護入院に切り替えざるを得ないこともある．転棟前には，そうした見通しも含め，精神科医と家族の話し合いが必要になる．

II 精神病床を知る
一般病床との違い

　精神症状が強い身体疾患患者の場合には，精神病床に入院して治療を行うことがある．総合病院勤務の一般医なら，精神科病棟に出向いて診療した経験をもっているであろう．精神病床は，一般病床と大きく異なるところがある．ここをちょっと知っておくと精神病床に対するこころのハードルが少し下がるかもしれない．

医療法上の病床区分が異なる

　医療法上の病床区分は現在 5 種類（一般，精神，感染症，結核，療養）あり，同一病院内であっても精神病床は一般病床とは診療報酬上も別扱いとなっている．実はこの精神病床，一般病床にくらべて入院基本料が低く設定されている．たとえば精神症状のある身体疾患患者に対してまったく同じ治療をしたとしても，精神病床で行うと，一般病床よりも診療点数が低くなってしまう現状がある．このように診療報酬上の低評価が病院経営上の負担となり，総合病院における精神病床は不採算部門とされ，病床閉鎖や縮小に追い込まれる施設が後を絶たない．教育機関である大学病院でさえ精神病床を失うところが出てきている．しかし精神症状が重く，一般病床では対応できない身体疾患患者は存在している．精神科，一般科いずれからも受け入れを断られる経験を皆さんもしているのではないだろうか．総合病院における精神病床を何とか守っていかねばならない．

　もうひとつ DPC について触れたい．現在精神病床は DPC 適用外である．やや高報酬の包括病床（精神科救急入院料，精神科救急・合併症入院料，精神科急性期治療病棟入院料）はあるものの，施設基準が厳しく，多くの精神病床は出来高である．精神科関連学会としては，精神病床も一般病床と同等

の評価を受けるべきDPCの適用を訴えてはいるが,その道程は決して平坦ではない.逆に考えると,出来高病床であることから,入院中に必要と思われる検査などを比較的行いやすい環境にあるともいえる.精神科サイドとしては不本意ではあるが,若手臨床医の内科的思考訓練という観点からは貴重な場といえるかもしれない.

精神保健福祉法の下にある

病床区分上の精神病床は,精神保健及び精神障害者福祉に関する法律(通常は精神保健福祉法と呼ぶ)に基づいた病床である.ここで理解してほしいポイントは2点.入院形態と行動制限についてである.

▶入院形態を理解する

精神病床へ入院する際には,精神保健福祉法に定められているいずれかの入院形態をとらなければならない.同一病院の一般病床から精神病床へ移る際にも,精神保健福祉法上の入院手続きが必要である.精神病床から手術のために一旦一般病床に転棟し,術後に戻ってくる場合にも,改めて入院手続きを要する.

入院形態については,国試前に一度は暗記したことがあると思うが,平成26年に精神保健福祉法が一部改正(とくに医療保護入院関連)されたので,改めて確認しておきたい(表1).

本人から入院の同意を得られれば任意入院が原則である.入院が必要にもかかわらず同意できない場合には,精神保健指定医による診察と家族等の同意による医療保護入院,自傷他害のおそれがある場合には,精神保健指定医2名の判断が要措置で一致した場合のみ措置入院となる.

措置入院に携わることはほとんどないと思うが,身体合併症治療目的での入院では,医療保護入院となることが多い.入院時に任意入院であっても,身体拘束を行わざるを得ないレベルの精神状態になった場合には,医療保護入院への変更が必要になってくる.これは精神保健指定医の業務ではある

表1 精神保健福祉法に定められている入院形態

入院形態	入院対象（精神障害者）	入院の判断	入院権限者	同意者	その他
任意入院	要入院	医師		本人	
医療保護入院	医療及び保護のため要入院も，同意得られず	精神保健指定医	病院管理者	家族等*のうちいずれかの者	
応急入院	直ちに入院させなければ医療及び保護を図る上で著しく支障きたすも，同意得られず	精神保健指定医	病院管理者（応急指定病院のみ）	必要なし	急速を要し，家族等の同意を得ることが不可．72時間に限る．
措置入院	自傷他害のおそれ	精神保健指定医（2名以上）	都道府県知事・政令都市市長	必要なし	
緊急措置入院	自傷他害のおそれ	精神保健指定医	都道府県知事・政令都市市長	必要なし	急速な入院の必要がある．72時間に限る．

＊家族等とは，配偶者，親権者，扶養義務者（直系血族および兄弟姉妹，家裁が選任した3親等以内の親族），後見人又は保佐人．該当者がいない場合などは，市町村長が同意の判断を行う

が，一般医としても担当患者の入院形態は理解しておきたい．任意入院では原則として病棟の出入りは自由であるが，医療保護入院では同伴者をつけることが必要になるなど，フリーというわけにはいかない．病棟の精神科医とそのあたりの確認を十分にしておきたい．

▶行動制限について

精神保健福祉法には，通信や面会についての記載もあるが，ここでは身体拘束と隔離を取り上げる．

身体拘束に関しては，一般病床においても，せん妄や転倒予防などのために行われることが少なくない．この場合，拘束の必要性に関する説明を患者

あるいは家族に行い，同意書を求めるのが通常の流れである．しかし精神病床においては，精神保健指定医の診察と指示が必要になる．一般病床で使う同意書ではなく，精神保健指定医が必要性を判断して，その旨を口頭と文書で告知する形式をとる．1秒たりとも精神保健指定医の指示なしに身体拘束することは許されない．身体治療上，拘束を検討したいときには，病棟担当の精神保健指定医とよく相談されたい．なお一般病床では「抑制」という言葉を使うことが多いが，精神保健福祉法上は「拘束」という用語を使う．

　一方，**隔離**に関しては，12時間を超える場合には精神保健指定医の診察と指示が必要になる．逆に12時間以内であれば，精神保健指定医でなくても指示することが法律上は可能である．皆さんが精神科病院に夜間当直に出たと仮定した場合，12時間以内であれば翌朝まで隔離できることになる．

　精神科医は，行動制限の開始，継続，解除には日々気を遣っている．患者の安全を確保し，適切な治療が行えるようにするための行動制限である．気の毒だからとフリーにしたがために転倒や離棟，自殺企図に至ることもある．逆に安全のみを考えてしまうと，過剰に行動制限をかけてしまうことにもなる．常にそのバランスを考えなければならない．不穏が強く，点滴ライン，胃管などチューブ類を自己抜去されてしまうと生命の危険を伴う場合には，身体拘束が必要となる．しかしこれらが既に抜去されているにもかかわらず，漫然と拘束が継続されていることがある．そのようなことがないよう精神科医や病棟看護師とも密な連携をとりたい．合併症治療病棟においては，一般医と精神科医，看護スタッフそれぞれの目が大事である．

III 精神科身体合併症を診る
一般医と精神科医の連携

　精神科身体合併症とは，精神面と身体面双方に問題がある状態を指している．精神科医にはなじみの用語であるが，一般医からすると，やや違和感を覚えるかもしれない．眼科身体合併症，皮膚科身体合併症などという用語は存在しない．ここには身体と精神を分けて考える心身二元論が流れている．その良し悪しは別として，この精神科身体合併症に対応するには，身体への対応と精神への対応，つまり一般医と精神科医双方のかかわりが必要となる．

精神科身体合併症の3パターン

　精神科身体合併症には大きく3パターンある．

> 1 身体疾患に精神疾患が併発するケース
> 2 精神疾患に身体疾患が併発するケース
> 3 精神症状が身体疾患と連動しているケース

1 身体疾患に精神疾患が併発するケース

　身体疾患の治療過程において，せん妄やうつ状態など精神科的問題が併発してくるケース．一般医からコンサルトを受けて精神科医がかかわるかたちとなる．最近では精神科リエゾンチーム（平成24度診療報酬改定で加算対象となる）が対応する場面も増えてきている．

2 精神疾患に身体疾患が併発するケース

　統合失調症の患者が，がんに罹患し手術を要するようなケース．この場合，精神科医から一般医に診察と治療を依頼することになるが，精神状態が

安定しているにもかかわらず，統合失調症という病名がついているだけで一般科から敬遠されてしまうこともある．何が起きるかわからない，怖いというイメージをもたれてしまうことが多いが，決して恐れる必要はない．安定していればむしろ静かである．精神疾患があっても，治療拒否がなければ通常通り身体治療を進めてもらってよい．ただひとつだけ留意してほしいことは，向精神薬の内服状況の確認である．投与継続が望ましいケースが多いが，身体状態によっては減量や中止を余儀なくされることもある．その場合には精神科医の助言を求めたい．

3 精神症状が身体疾患と連動しているケース

精神症状が身体疾患の症状のひとつとして現れることもある．SLEによる精神症状などはその例である．精神症状に先に気づかれ，精査した結果，身体疾患がみえてくることもある．この場合は，一般医と精神科医が共同して治療に当たらねばならない．身体治療が進むにつれて精神症状もやわらいでくるのであるが，精神科としても十分なかかわりが必要になるケースである．

精神と身体の二分法はわかりやすいが，実臨床においては，すっきりと分けられないところがある．一般医と精神科医の間で「精神ではない」「身体の問題ではない」…との不毛な攻防戦が繰り広げられ，どちらが主治医になるかもめることがある．精神と身体が一塊となって現れてくることは珍しいことではない．どちらが主治医になっても，身体寄りあるいは精神寄りの要素を見つけ出して治療対応すること，これが必要とされる臨床力である．精神という別角度から患者を診ることにより，逆に身体問題がみえてくることもある．視点の転換をはかると視野が広がり，気づきの可能性が高まる．こうした意味でも，精神的な問題はないだろうか？　とひと考えする癖をつけておきたい．診療の幅が広がることは間違いない．

精神科身体合併症の入院治療
―理想的な治療のかたちとは

　精神科身体合併症医療の目指すところは，精神疾患を有する患者であっても，一般科の専門医による十分な身体治療を行えるような体制をつくることである．なかには「精神科ができる一般医」「一般科ができる精神科医」も存在する．もちろん貴重な存在ではあるが，彼らに異動があった場合，途端に診療体制が崩れてしまうリスクがある．個人に依存するのではなく，人が入れ替わっても残っていくシステムづくりが求められる．

　これには一般医と精神科医が，それぞれ得意分野に専念できる体制が必要である．それを実現する方法が，ひとりの患者にはじめから一般医と精神科医を担当につけるダブル担当医制である．「餅は餅屋」方式である．合併症治療のさきがけである都立松沢病院や当院もこのかたちをとっている．身体治療目的での入院なので，主治医はあくまで一般医とする．精神科医は身体治療がスムーズに進むよう精神症状の評価・管理を行い，精神保健福祉法に関わる入退院の手続き，ケースワークを担当する．不眠・不穏時処方，定時内服の向精神薬は精神科側で対応する．これにより双方とも自分の持ち場に集中することができ，ストレスなく患者に対応することができる．看護スタッフにおいても，ファーストコールは何でも主治医ではなく，身体関連は一般医，精神関連は精神科医というルールをつくり，これに慣れてしまえば，経験上まったく問題になることはない．

　精神科身体合併症医療は，一般医と精神科医が共同で治療に当たるので，お互いのコミュニケーションが重要になる．一般医が精神科を，精神科医が一般科をできる必要はないが，同じ土俵で話ができるように，双方が使う用語の意味や疾患概念については，ある程度理解できるよう努力はしておきたい．

IV 産業医として精神科医と連携する

　職場におけるメンタルヘルスの問題は，産業医学において大きなテーマになっている．メンタルヘルス不調により連続1か月以上休業または退職した労働者がいる事業所の割合は10.0％（平成25年調査）[1]および，平成26年度の精神障害の労災請求件数1,456件，支給決定件数497件はともに過去最多[2]となっている．こうした背景のもと，平成27年12月から，ストレスチェック制度が従業員50人以上の職場に義務づけられることになった．目的としては，メンタルヘルスが不調にならないよう未然に対応することと，職場環境改善にまでつなげることである．

　今後，産業医がメンタルヘルス問題にかかわる場面はさらに増えてくることが推測される．精神科を専門とする産業医はまだまだ足りないのが現状であり，皆さんが産業医となった場合には，精神科医とうまく連携していくことが必要となる．産業医として心得ておくべきポイントを述べる．

▶紹介する医療機関を間違えない

　先にも述べたが，どの医療機関につなぐかは重要ポイントである．紹介先は，本人の状態に応じて判断する．軽度のうつ・不安状態なら診療所への紹介でよい．最近では，**うつ病リワーク**など復職支援プログラムを用意しているところも増えてきた．紹介先としては適当であろう．できれば診療時間，休診日も確認しておきたい．診療が午前中だけ，土曜が休診だったりすると，受診のために年休をとらざるを得なくなることもある．継続通院しやすい紹介先を見つけたい．

　もちろん急を要する場合には，その限りではない．幻覚妄想状態や躁状態では，社内だけではなく取引先などでもトラブルを起こし，本人だけではなく企業にも損失が及んでしまうこともある．急激な状態悪化のリスクもある

ため，早急な対応を要する．状況いかんでは，入院対応可能な病院へあらかじめ電話し，ベッド状況なども確認のうえで，家族とともに受診させることも必要になる．

▶ 産業医は企業側と患者側のつなぎ役．
主治医との情報共有に関しては本人の同意を得ておく

　適切な治療を進め，職場環境を整えるには，産業医と精神科主治医との密なる情報共有が必要となる．患者本人にもそれが有益であることを伝え，主治医と情報を共有する旨の同意を本人からとっておく．精神科主治医としては，職場での勤務状況(仕事内容，遅刻欠勤状況，人間関係など)，休職・復職システム(企業によって違いが大きい)，産業医との面接予定などを知りたい．産業医としても，精神科主治医から診断や治療見通しを聞いておくことは，その後の予定を立てやすいであろう．休職期間や復職に関する診断書発行のタイミングも，できれば産業医とのやりとりを通して決めたいところである．

　休職必要の診断書が発行され，復職可能の診断書が出るまでに，産業医と主治医が一度もコンタクトをとらないようでは，スムーズな職場復帰はかなわない．精神疾患がよくなることと，復職できることはイコールではない．復職するまでには，通勤訓練で生活リズムを整えたり，勤務時間や仕事内容についての調整を要することもある．

　産業医は企業側と患者側の中間に立ち，両者のつなぎ役として，復職支援体制を整え，うまく職場に戻していく任務を負う．精神科主治医に対しては，同じ医師としての視点で職場情報を伝え，医療従事者ではない企業の人事労務担当者には，医療情報を噛み砕いて伝えることが望まれる．しかし精神疾患に慣れていない産業医がメンタル問題の判断を任されるのは重荷であろう．ひとりで考え込んだり，逆に放り出してしまうことがないよう精神科主治医をうまく利用してほしい．

> ### 診断書における「うつ病」「うつ状態」
>
> #### 「うつ病」と記載するとき
> ▶ 軽度のうつ状態が遷延する気分変調症や，ストレスに反応してうつ状態となる適応障害を，ざっくり「うつ病」と書いてしまうことがある．とくに休職を想定している場合には，病名としてわかりやすい「うつ病」を使いがちである．しかしこれらは十分な休養と薬物療法が主体となるうつ病治療とは，対応が若干異なる．同じ休むにしても，なるべく早く動く意識をもたせないと，いつまでも復帰できなくなってしまう．薬物療法の反応性も今ひとつである．病名だけではわかり得ないことが多い．
>
> #### 「うつ状態（抑うつ状態）」と記載するとき
> ▶ うつ症状はあるものの，診断にまで迫り切れない場合，暫定的にうつ状態としておくことがある．診察を重ねていくなかで，うつ病，統合失調症などと診断を確定していくことになる．
> ▶ 適応障害，気分変調症と診断されるも，これらは病名としてはあまりポピュラーではない．かといってうつ病とはいえないので，うつ状態と書くことがある．
> ▶ うつ病という病名を使いたくないときに，あえて濁してうつ状態とすることがある．

▶ 診断書の病名，とくに「うつ病」「うつ状態」に注意

　精神科医が書く診断書のなかで，産業医が最もよく目にするのは「うつ病」「うつ状態」であろう．この診断名がついたときにはひと考えしたほうがよい．これらは区別なく漫然と使われていることが多い．「うつ病」は病名であるが，「うつ状態」は気分が憂うつで元気がでない状態全体を表している．つまり「うつ状態」をきたすさまざまな原因のひとつとして「うつ病」があるという関係にある．しかし診断書におけるこれらの用語の意味するとこ

ろは，もっと多様である．

　こうした混乱は精神科側の問題であり，本来は明確な病名を記すよう努力すべきである．しかし診断が難しいケースが少なくないのも事実である．最終的には医師個人の診断グセに左右されるところも大きい．診断書発行の段階で，病名だけではなく，病状と対応についても具体的に記載できれば誤解も解消されるのであろうが，これは今後の努力目標としたい．現時点においては，診断書の病名がよく理解できないとき，とくに「うつ病」「うつ状態」と記載がある場合には，その真意，裏側を知るためにも，ぜひ精神科医に声をかけてみてほしい．実際に話してみると，もう少し理解が深まるはずである．

第3章 精神科との連携

> **column**
> ## 精神科の名医って？
>
> 「精神科に名医はいるのか？」——よく聞かれる質問である．名医ブックの類にのっている精神科医や，知人がいいといった精神科医にみてもらったけど全然よくなかったというケースは日常茶飯事である．精神科においては，万人にとっての名医，スーパードクターはいない．相互のコミュニケーションがとれ，症状が緩和し，ともに治療していくことができれば，その医師こそ名医になる．必ずしもベテランがいいわけでもない．はじめから有名どころの医師を求めるよりも，まずは近場の精神科へ目を向けたい．確かに相性が合わないケースもある．しかしそれだからこそ，さまざまなタイプの精神科医が存在するという考え方もできる．もちろん紹介する側の皆さんも回数を重ねていくと，「このタイプの患者にはこの先生がいいかな」という勘所が働くようになってくると思う．複数の精神科医を知っておくと紹介の幅も広がるであろう．

第4章

Q&A
本当に知りたい
精神疾患の疑問

第4章　Q&A 本当に知りたい精神疾患の疑問

Q1 精神科と心療内科の違いは何でしょうか？

A 精神科は精神疾患の専門家，心療内科は心身症の専門家というのが本来の定義である．心身症とはあくまで内科疾患であり，消化性潰瘍や気管支喘息など，その発生や経過に心理社会的因子がかかわっているものをいう．したがって心療内科は内科であるはずである．しかしながら実際には標榜科と診療内容が乖離していることがある．診療内容は精神科であるのに，受診者への敷居を下げるために心療内科と標榜している施設もある．標榜科だけで見分けるのは難しいが，HP上で診察医が取得している専門医を確認する方法がある．心療内科であっても，診察医が精神科専門医あるいは精神保健指定医とあれば精神科と考えてよい．医療機関によって心療内科がみる範囲はさまざまであるので，近隣施設の診療内容を確認しておきたい．

一般に心療内科医は，心身症を中心として，身体症状の訴えがメインの身体表現性障害圏やいわゆる心因性疾患，ときにはうつ病までみていることもある．統合失調症や双極性障害に関しては，精神科医の守備範囲である．

Q2 統合失調症の患者には，メタボリック症候群の方が多いような気がしますが，どのような理由によるのでしょうか？
注意すべき薬剤はありますか？

A 統合失調症の患者の身体合併症といえば，過去はイレウス，現在は肥満や脂質異常症といってもよいかもしれない．過去には強い抗コリン作用を有する第1世代抗精神病薬が使われていたため，便秘，イレウスなどが多かった．しかし近年では，肥満や脂質異常症を呈する患者が多くなってきている．統合失調症慢性期の患者はどうしても引きこもりがちになり，運動量が少なくなるなど生活習慣が問題となるが，これは以前からもあったことである．やはり最も大きな要因は，第2世代抗精神病薬の使用が主流に

なったことだと思われる．抗精神病薬のなかでも第2世代抗精神病薬は，肥満，高血糖，脂質異常症など代謝系への副作用が多いとされている．とくにオランザピン，クエチアピン，クロザピンには注意が必要である．

Q3 うつ病は励ましてはいけないのですか？

A 「うつ病は激励してはいけない」という格言は長らく常識とされてきた．しかし近年の臨床においては，必ずしもそうではなくなってきている．うつ病概念が広がり，適応障害，気分変調症，パーソナリティ障害までも含まれてしまうなどうつ状態のタイプが多様化してきたこともその背景にあるだろう．激励禁忌の対象になるのは，いわゆる内因性うつ病（参照p130）である．頑張ろうとしても頑張れなくなったところへの激励は厳しい．自責感に苛まれているところに「もっと頑張れ」とさらなる努力を強いることは自殺に追い込んでしまうリスクがある．

　ここで「激励」という用語について考えてみたい．本邦では叱咤激励など「頑張れ」というイメージが強いが，英語でいうと encourage であり「勇気づける，自信を与える，行動を促す」という意味合いになる．こうなると少し印象が違ってくるのではないだろうか．薬を飲んで治療することを促すこと，治療が進んできたら，少しずつもとの生活や学校生活に戻していくことを勇気づけること，これらは一種の温かい励ましである．こうした対応であれば，決してダメとはいえないであろう．うつ病＝激励禁忌と思考停止に陥らないようにしたい．ただうつ状態のタイプ判断に自信がもてないときには，あえて激励する必要はない．興味があれば以下を参考にされたい．

1）玉田有ほか．大うつ病性障害に「励まし」は禁忌か―Demoralization という概念とその有用性―．精神神経学雑誌　2015；117：431-7.
2）井原裕．激励禁忌神話の終焉．東京：日本評論社；2009.

第4章　Q&A　本当に知りたい精神疾患の疑問

Q4 身体症状が前景に立つうつ病を見分けるポイントは？

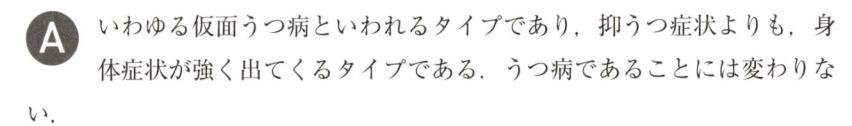

A いわゆる仮面うつ病といわれるタイプであり，抑うつ症状よりも，身体症状が強く出てくるタイプである．うつ病であることには変わりない．

　うつ病を疑うきっかけとしては，複数の身体症状（自律神経領域，胃腸系の症状が多い）を静かに訴え，いずれも内科的には異常がない場合である．身体表現性障害も同様であるが，こちらは症状を執拗に訴えることが多い．このタイプのうつ病は，いわゆる内因性うつ病の可能性が高く，薬物療法への反応も期待される．食欲や睡眠状況を確認し，最後にうつ病の中核症状（抑うつ気分，興味関心の喪失）を丁寧に確認することで診断につなげることができる．

Q5 「新型うつ」って何でしょうか？
精神科医にも認知されているのでしょうか？

A 最近「新型うつ（病）」という用語を耳にすることが多くなってきた．新型というからには従来型があるわけで，想定される型は，いわゆる内因性うつ病（参照 p130）と考えてよい．新型うつとは，抑うつ気分や意欲低下などの抑うつ症状を一時的には認めるが，従来のうつ病とは異なり，自己中心的，他罰的，気分の変動性などを認めるタイプのことである．精神科医にもこうした一群があることは認知されているが，これをうつ病としてよいのかという議論には結論が出ておらず，新型うつ自体の明確な定義もない．

　日本うつ病学会が発表したうつ病治療ガイドライン（2012）のなかでも，新型うつは，あくまでマスコミ用語であり，精神医学的に深く考察されたものではなく治療のエビデンスもないとして取り上げられていない．同学会HP

上の「うつ病 Q & A」のなかで，新型うつのイメージ像が以下のように示されている．

- 若年者に多く，全体に軽症で，訴える症状は軽症のうつ病と判断が難しい
- 仕事では抑うつ的になる，あるいは仕事を回避する傾向がある．しかし余暇は楽しく過ごせる
- 仕事や学業上の困難をきっかけに発症する
- 患者の病前性格として「成熟度が低く，規範や秩序あるいは他者への配慮に乏しい」などが指摘される

　精神科医のなかでも考え方はさまざまである．実際に患者が困っているのだからうつ病として治療すべきとする考え方，うつ病と認定するべきではないとする考え方もあり，一定のコンセンサスは得られていない．精神医学的にいうと，大方は適応障害圏に相当する．一部，双極性障害や発達障害，パーソナリティ障害に分類されるケースもありうる．つまりさまざまな病態が含まれていることになる．精神科医としては，新型うつのなかから診断を絞り込む作業が必要になる．

　一般医としては典型的なうつ病がわかればよい．ひとつだけいうと，新型傾向を見分けるには，自責的傾向にあるか他罰的傾向にあるかを指標にするとよい．前者はうつ病的，後者は非うつ病的である．そして，新型うつの傾向が疑われる患者には，抗うつ薬の投与は避けてほしい．この新型タイプは，抗うつ薬が効きにくいだけではなく，逆に症状をあおっての訴えが強くなることがある．少なくとも慌てて薬物を投与する必要はなく，生活環境の調整に向けて支援するというスタンスが優先される病態である．

Q6 精神科医はなぜなかなか病名を記載しないのでしょうか？

A 精神科医は，診断書などに病名を記載するときに，「うつ状態」「妄想状態」などと曖昧な表現に留め，診断病名を書かないことがある．その理由は大きく分けて2パターンある．

①診断に至らないため，さしあたり状態像を記載しているケース

精神科診断は，何度か面接を重ねたり，経過をみていかないと判断できないケースがある．うつ状態ひとつとっても，うつ病，適応障害，統合失調症，認知症などなどさまざまな可能性がありうる．明確な診断に至らない段階では状態像のみを記載しておき，病名診断は保留にしておくことがある．さまざまな検査結果や経過を踏まえたうえでしばらく経ってから病名をつけることも少なくない．いつまでも状態像のままではよくないが，焦って診断するのもリスクがある．たとえば，一度幻覚妄想があっただけで安易に統合失調症として抗精神病薬が投与されてしまうと，その後まったく再評価されないままに一生過ぎてしまうこともある．実際には状態像だけつけておしまいとする医師もいれば，じっくり診断まで迫ろうとしているがその過程で暫定的に状態像をつける医師などさまざまではある．

②病名に対する周囲の偏見を避けるため，あえて書かないケース

統合失調症と記載すると，病名を聞いただけで周囲が大きく反応してしまうことがある．それを避けるために，幻覚妄想状態，神経衰弱状態，神経過敏状態などとすることがある．また，職場のストレスでうつ状態となる適応障害も，適応できなかった本人が悪いという印象を与えることもあり，うつ状態と濁してしまうこともある．

上記に記載したように，精神科医が病名をつけずに「○○状態」としているときには，必ず何らかの理由があると考えてよい．なぜそういう記載をしているのか，精神科医に遠慮なく聞いてほしい（患者の同意は必要だが）．そ

うすることで患者の病態を知ることができ，精神科医とのコミュニケーションも良好となるはずだ．

Q7 一般外来においては，どのようなときに精神科に依頼すべきですか？

A これは一般医がどのくらい精神科の素養があるかによるので一概にはいえない．しかし以下のケースは迷わず精神科に相談すべきであろう．

①自殺念慮がある

病態を問わず，精神科医の判断を仰ぐべきである．65歳以上，男性，単身生活者は自殺リスクが高いといわれている．また，自殺念慮がある場合に気を付けたいのが，アルコールとベンゾジアゼピン系薬剤である．これらは脱抑制をきたすことがある．自殺念慮があるところに脱抑制が加わると，自殺企図に及ぶリスクが高まり極めて危険である．精神科を受診するまでと，安易に抗不安薬を出すことは慎みたい．処方するのであればむしろ抗精神病薬のほうが安全である．

②幻覚妄想がある

幻覚妄想の原因として，身体疾患や薬剤性の可能性を除外したら精神科に紹介したい．うつ病では微小妄想（罪業，心気，貧困），統合失調症では被害妄想が多い．

③診断に迷う，治療経験がない

診断に迷う場合には無理はしない．うつ状態にあり，たぶんうつ病と思うが，双極性障害あるいは統合失調症かもしれないと迷った場合には，薬剤投与する前に紹介すべきである．抗うつ薬を投与した場合，もし双極性障害だった場合には躁状態に転じ，統合失調症では幻覚妄想が悪化するリスクがある．

また，治療経験がない疾患をみた場合にも，できるだけ専門治療を受けら

れるようにしたい．

Q8 認知症になった家族をみている介護者へのアドバイスは？

A 認知症に関しては，本人以上に家族へのかかわりが重要となる．介護者は常に疲弊している．診察時には家族の話にも耳を傾け，労いの言葉をかける．認知症について理解してもらうだけではなく，少々手を抜くことをすすめたい．介護者がいっぱいいっぱいになってピリピリしていると，患者にも影響し，無用な言い合いに至ってしまうこともある．介護者自身が少しでも自分の時間をもち，力を抜くことが必要である．介護保険など社会資源を利用できること，デイサービスやショートステイは介護者にとってこそ意味があることを伝える．他人にお手伝いを依頼することは決して悪いことではなく，お互いの関係性を保つためにも必要なことだと伝えたい．

Q9 幻覚や妄想がある患者にはどのように対応したらよいですか？

A これは中井の対応法がわかりやすい[3]．基本姿勢としては中立的な態度で「不思議だね」という感じで対応するのがよい．これは否定も肯定もしていないので，患者に対する侵襲性は低い．事実かどうかを巡って言い合うのはよくない．誰かから攻撃を受けるように感じ，強い恐怖感を抱いているような場合には「あなたはそう思えないかもしれないけれども，本当は大丈夫だよ」という意味のことを伝える．自傷他害のおそれを感じさせるような場合には「ひょっとして間違っていると取り返しがつかないから，実行しないことを勧める」というのがよい．患者の話を受けながらも，決して巻き込まれることなく，落ち着いた対応が望まれる．

3) 中井久夫．：看護のための精神医学第2版．東京：医学書院；2004．P100-102．

Q10 精神疾患の患者には喫煙者が多い気がします．禁煙支援が困難です．どのように対応すべきでしょうか？

A 精神疾患患者，とくに統合失調症患者の喫煙率が高いことが知られている．実際に最も禁煙に対して遅れているのが精神科の世界である．最近でこそ減ってきているが，ちょっと前までは精神科病棟に喫煙場所などを設けているところも少なくなかった．これにはタバコが精神症状を安定させると考えられていたことにも一因がある．ニコチンがアセチルコリン受容体を刺激することでドパミンが増え，抗精神病薬による錐体外路症状の軽減や認知機能の改善を認めることも指摘されていた．しかし喫煙とメンタルヘルスについての研究[4]では，禁煙することで6週間以上の精神状態（不安，抑うつ，ストレス，QOLなど）では有意な改善を認めたことが示されている．長期的にみれば，やはり精神面からみても禁煙が望まれるといえる．

患者に対しては，長期にわたる喫煙はニコチン依存症につながり，結果として精神面を不安定化させること，心血管障害のリスクを高めるなど身体への影響も大きいことを，わかりやすく伝えることで禁煙のきっかけとしたい．

禁煙を始めると，どうしてもニコチンの離脱症状が出てくるので，一時的な悪化はありうる．禁煙補助薬としてバレニクリン（チャンピックス®）を使う方法もある．バレニクリンは効果はあるものの，不眠や不安焦燥などの精神症状を生じることがあり，禁忌ではないが慎重投与が必要となる．添付文書にも警告として，基礎疾患として有している精神疾患の悪化を伴うことがあること，本剤を投与する際には患者の状態を十分に観察することが記載されている．したがって使うのであれば，精神状態が安定しているときが望まれ，投与後も精神面の悪化がないかどうかの観察は必須となる．投与の可否については精神科担当医に必ず確認すべきである．

効果に関しては，統合失調症と双極性障害に対してバレニクリンを投与した研究[5]がある．内服による効果はあるものの，3か月の治療後に内服を中

止すると，再び喫煙する率が高いと報告されている．長期にわたる禁煙継続については今後の大きなテーマである．

また，精神疾患の治療により禁煙率が上がる可能性も指摘されている[6]．禁煙のタイミングとしては，精神状態が安定しているとき，あるいは精神面の治療を優先し，落ち着いたところで始めるのがポイントといえる．

4) Taylor G, et al. Change in mental health after smoking cessation: systematic review and meta-analysis. BMJ 2014;348:g1151.
5) Evins AE, et al. Maintenance treatment with varenicline for smoking cessation in patients with schizophrenia and bipolar disorder: a randomized clinical trial. JAMA 2014;311:145-54.
6) Cook BL, et al. Trends in Smoking Among Adults With Mental Illness and Association Between Mental Health Treatment and Smoking Cessation. JAMA 2014;311:172-182.

Q11 入院患者の不眠，不安，不穏時として適切な薬剤は？

A 精神科において頓用薬が使用されるケースは，本人が希望した場合と，医師や看護師がみて必要だと判断する場合の2パターンある．後者に関しては，投与の判断に個人差が出ることもあり，適切な投与となっているかの評価はなかなか難しい．頓用薬の利点としては，定時に投与している薬剤の効果が出るまでの一時的な助けとして，あるいは定時薬の投与量を推測する目安としての役割がある．一方で，頓用薬の乱用につながるリスクもあり，どれだけ内服したか，効果はどうだったかの評価が必要となる．

以上を踏まえてもらったうえで，実際の投与薬についていくつか紹介する．

- 不眠時：追加しても持ち越しが少ない超短時間作用型か短時間作用型が望ましい
  —— ゾルピデム5mg，ゾピクロン7.5mg，エスゾピクロン2mg，ブロチゾラム0.25mgなど．

- 不安時：抗不安効果が高く，筋弛緩作用も強くなく，半減期も長すぎないものが望ましい
  —— ロラゼパム 0.5mg，アルプラゾラム 0.4mgなど．
  ※不安が強い場合には，以下の不穏時薬やクロナゼパム 0.5mg，レボメプロマジン 5mgもあり．
- 不穏時：せん妄での投与が多いであろう．通常は抗精神病薬を使う
  —— リスペリドン 0.5 ～ 1mg，クエチアピン 12.5 ～ 25mg（糖尿病禁忌）などから開始．

注射薬としてはハロペリドール（セレネース®）2.5 ～ 5mg（点滴静注あるいは筋注）．なお，以前は錐体外路症状対策で，これにビペリデン（アキネトン®）をセットで投与（通称セレアキ）することもあったが，ビペリデンの抗コリン作用によりせん妄を増悪させるリスクもあり，混注しないのがよい．

Q12 手術や侵襲的な検査の同意は本人から取れれば問題ないのでしょうか？ うつ病の方に，最善と思われる治療法を勧めていたものの，同意を得られない場合の対処も含め，教えてください．

A 原則として，本人からの同意があれば問題はない．ただし親族へも説明しておきたい．ここで議論になるのは，医療保護入院（参照 p182）で入院した患者の身体治療である．精神疾患の治療に同意できないから医療保護入院として精神科治療を行っている．だったら身体治療も行っていいように思うが，これはダメである．医療保護入院は，あくまで精神障害者の医療および保護のための入院であり，身体治療とは切り離して考えるのが原則である．実際には親族の同意で治療を行うケースもあるが，ここに明確な法的根拠はない．ちなみに後見人には医療同意権はないとされている．

その場で治療しなければ生命の危機が迫っているような緊急時には医師の裁量に委ねられるが，たとえばがんが見つかり，手術が必要となった場合な

どでは，本人が拒否した場合には手術することはできないと考えるのが原則である．精神疾患があるからといって，すべての判断ができないわけではない．本人が拒否している理由，緊急度，重症度，処置の侵襲性，同意能力などの評価が必要となる．

これが精神症状により拒否している場合には対応が違ってくる．たとえばうつ病に伴い「重大な病気がある．手術しても治りっこない」と心気妄想から治療拒否している場合には，うつ病治療を先に行うことで，事態が変わりうる．精神症状による拒否なのか，本人の真の意思なのか，実際にはその見極めがなかなか難しいこともある．このようなケースでは，治療担当医師と精神科医だけではなく，他のスタッフや親族とも十分な話し合いが必要となる．非常に難しいケースで，重い判断を伴う場合には，現場のスタッフだけではなく，場合によっては病院としての治療判断を求めたほうがいいこともある．

Q13 アルコールを睡眠薬代わりに飲むことの是非は？

A 睡眠薬を使うくらいならアルコールを飲んで寝るほうがいいという患者がいる．これは望ましくない．アルコールは一時的な入眠を促すが，睡眠後半では徐波睡眠が減って眠りを浅くし，中途覚醒をきたすなど結果として睡眠の質は悪くなる．

飲酒後に気分がよくなったように感じることがあるが，それも一時的なものである．うつ状態にある場合，この一時的な心地よさがアルコールへの依存を強化してしまうことがある．また，アルコールそのものにもうつ状態をひき起こすリスクがある．さらには脱抑制をきたし衝動的な自殺企図につながることもある．とくにうつ状態にある患者の場合，アルコールに関しては寛容にならないほうがよい．

Q14 精神疾患の遺伝性について，家族から相談されました．本来は精神科の主治医に質問してもらうべきでしょうが，どのように返答すればよいでしょうか？

A 非常にデリケートな問題なので，一般医としては安易な返答は避けたい．まず大前提として，精神疾患そのものは遺伝性疾患ではない．生まれながらの体質（遺伝要因）と生活環境などの影響（環境要因）との絡みのなかで生じてくるというのが基本的な答えとなる．統合失調症や双極性障害などは遺伝要因が大きいといわれるが，親が罹患していると子も必ず発病するということはない．ただ，多発する家系があるのも事実である．

こうした質問は家族の不安からくることが多い．自分のせいで子供が精神疾患になったのではないか，育て方が悪かったのではないかと自分を責めることもある．不安に思っていることを受け止め，決して相談者の責任ではないことを保証し，詳しくは精神科医に相談するようすすめたい．

Q15 ボーダーラインとは何ですか？どうかかわればいいのでしょうか？

A 通常ボーダーラインといえば，境界性パーソナリティ障害（borderline personality disorder；BPD）のことと考えてよい．特徴としては，感情不安定，衝動行為，自殺企図の繰り返し，対人関係の不安定などである．BPDは，二者関係の距離が近づくことで病理性が発揮されるので，程よい距離をとっていればあまり問題はない．

ただ，ボーダーと聞くと，できればかかわりたくないと感じるのではないだろうか．興味深い論文[7]がある．BPDの診断名があることを事前に知らされていると，患者背景やBPDに相当する行動記述を与えられるよりも，ネガティブな方向に評価が傾くという研究だ．診断ラベルが，自身の臨床診

205

断に不適切に影響することが指摘されている.

　BPDの診断を受けている患者だって体の不調で一般医を受診することがある. BPDだとわかっていても,意識しすぎることなく落ち着いて,淡々と診察をすすめたい. 過剰に親切に振る舞うような不自然さはよくない. 診察結果についても,要点を明確に伝えるようにしたい. 余計なことはしゃべらないのが無難である.

　精神科の視点で少しコメントすると,BPDは診断が難しく,誤診されがちである. 双極Ⅱ型障害,軽度知的障害,抗不安薬の長期投与などにより小さな気分の揺れが生じると,BPDと判断されてしまうことがある. ときには自分の思い通りにならない患者を「あれはボーダーだから」としてしまうケースもないわけではない. BPDと診断がついたなかには,さまざまな病態が混在化している可能性がある. 筆者の印象では,最近は純正のBPDはあまりみかけなくなったように思う. 行動化するパワーがなくなり,むしろ解離して切り離すことで自分を守るタイプが増えてきているようにも感じる. BPDという診断をつけることにあまり意味はない. こういう傾向があるタイプには,こう対応するということだけで十分である.

7) Lam DC, et al. 'Judging a book by its cover': An experimental study of the negative impact of a diagnosis of borderline personality disorder on clinicians' judgements of uncomplicated panic disorder. Br J Clin Psychol. 2015 Jul 25. doi：10.1111/bjc.12093.

Q16 摂食障害を診る際の注意点は何ですか?

A 神経性食思不振症(拒食症)で大事なことは「とりあえず入院」をしないことである. 入院対象となるのは,内科的には身体的緊急時,精神科的には入院目標を明確に決めた場合である. 拒食症では低栄養状態になっていることが多いので,はじめて診察すると即入院が必要と思うかもしれないが,急性に起きていることか,慢性の経過なのかを判断したい. 後者であれば,精神科医と相談してから入院させるかどうかを決めたほうがよい. 精

神科的には，行動療法との絡みで，目標体重や退院目標をあらかじめ明確にしておくことが多いからである．

一方の神経性大食症（過食症）については，身体的危機で一般医を受診することはあまりない．精神科的にも原則は外来診療である．しかし過食と拒食は表裏一体の関係にあり，自己誘発性嘔吐や下剤乱用による電解質異常等には留意が必要である．

拒食症の身体治療においては，一点注意すべきことがある．リフィーディング症候群である．著しい栄養障害があるところに，炭水化物が多く含まれる栄養療法を始めると，インスリン分泌が増加し，細胞内の糖代謝が活発化し，急激にリンの需要と消費が増す．結果として低リン血症が生じる．リフィーディング症候群とは，狭義には，この低リン血症を基盤とした代謝異常に伴う呼吸器，循環器，神経系合併症のことである．広義には，低栄養状態からの回復過程に，栄養療法を契機として身体合併症を生じた場合も含めることもある．水・電解質バランスに留意し，焦って栄養療法を進めないことが大事である．また，拒食症ではWernicke脳症をきたす例もある．拒食症の身体状態としては，本邦ではみることがほとんどない飢餓状態に相当すると考えてよい．栄養管理には十分な留意が必要である．

Q17 低活動性せん妄とはどのようなものですか？ どう対応すればいいですか？

A せん妄といえば，激しい不穏（過活動型）というイメージが強いと思うが，逆に活動性が落ちて活気がなくなったようにみえるタイプ（低活動型）もある．後者はしばしばうつ病と間違われることがある．治療対応も異なるので，できれば両者を鑑別しておきたい．実際には区別するのが難しいことも多いが，低活動型とはいえせん妄であるので，軽度の意識障害を伴っている．覚醒レベルが低下し，日中も傾眠がちになることが多く，見当識もはっきりしない．そうしたなかでも症状の日内変動はある．うつ病は思

考抑制で返答が遅くなることはあるものの，意識障害はないため，こちらの質問を理解することは可能である．

低活動性せん妄に対する薬物療法に関しては，アリピプラゾールが過活動型よりも低活動型で改善率が高かったという報告[8]もあるが，まだまだ研究は少なく，一定の見解には至っていない．症例ごとに個別対応が必要である．夜間の良質な睡眠を確保し，日中は起こしてメリハリをつけるなどの対応が基本となる．これは過活動型にも共通する考え方である．

8) Boettger S, et al. Aripiprazole and haloperidol in the treatment of delirium. Aust N Z J Psychiatry 2011; 45:477-82.

Q18 精神科医のカルテでみることがある「非定型精神病」って何ですか？

A 非定型精神病という病名は，近年ではあまり使われなくなってきている．これはICDやDSMといった診断基準で取り上げられていないことにも起因している．しかし，この病名がついている患者が一般科を受診することはあるので，概念は理解しておくとよい．

非定型精神病は，使う医師によってその意味するところが微妙に異なる．統合失調症と双極性障害のどちらにも属さずその周辺にある一群とする見方や，これにしばしば意識変容をきたすとの観察から，てんかんとの関連も加える見方（満田のいう非定型精神病）もある．どちらかというと本邦では後者と考える精神科医が多い．共通する特徴としては，急性発病であり挿間的，周期性の経過をとり，予後は一般的によく，著しい欠陥を残さない．急性幻覚妄想状態，錯乱状態，夢幻様状態が代表的な症状である．診断基準でいえば，統合失調感情障害，短期精神病性障害（DSM-5），急性一過性精神病性障害（ICD-10）に分類されることが多いが，身体因も含めたあらゆる病態を含んでいる可能性もある．既往に非定型精神病とある場合には，改めて身体因を洗いなおしてみると，思わぬ発見があるかもしれない．

Q19 精神病理学とは，どのようなものですか？

A 精神病理学とは，患者に起きていることを臨床的に観察・記述することを基礎とし，それらの積み重ねにより，病態や心性を捉えていこうとする学問である．病理という言葉から，脳を切り出して顕微鏡でみる世界，つまり神経病理と間違われることがあるが，むしろ対極に位置する．長い歴史をもつ学問であり，最も精神医学らしい分野でもある．近年では精神医学においてもバイオロジー研究が多く行われるようになり，人文系のイメージを有する精神病理学は脇に追いやられてしまっている．しかし絶対になくてはならない分野である．これが消えてしまったら精神医学の魅力は激減するし，診療の質も落ちてしまう．操作的診断基準が普及し，生物学的研究が盛んな今だからこそ見直されるべき分野ともいえる．

ひと昔前，大学教授のなかには精神病理学系の大物がたくさんいた．彼らの著書は読み物としても面白い．中井久夫（ちくま学芸文庫：中井久夫コレクションが入りやすい）や笠原嘉（1冊あげるなら岩波新書「精神病」(1998)：やや古いが統合失調症の知識としては十分すぎるくらい）の著書をすすめたい．哲学に興味がある方には，やや手ごわいが木村敏をあげておく．

Q20 医療機関以外で，精神科的な問題を相談できる場所はありますか？

A ときどき患者から「実は自分の家族のことで…」と相談されることがあるのではないだろうか．こころの問題を相談できる先が精神科医療機関しかないと思っていて，どうしたらよいかわからずに困惑している場合には，以下を参考にアドバイスするとよい．

精神科医療機関でも，本人が受診拒否しているような場合には家族相談を受けているところがある．医療機関以外で相談できる場としては，地域の保健所や保健センター，都道府県に設置されている精神保健福祉センターがあ

る．HP 上でも簡単に近隣の相談窓口を検索できる．ここでは相談内容に応じて，精神科への受診の仕方なども含め，その後の対応について適切なアドバイスを受けることができる．

　つぎに個別ケースについて述べる．認知症など高齢者に関する介護相談等に関しては，市区町村に設置されている地域包括支援センターがある．勤労者については，はじめに産業医に相談したい．産業医がいない労働者 50 名未満の事業場においては，地域産業保健センターで相談可能である．女性関連の相談，配偶者からの暴力等については，地元の女性相談センターが担当している．法的トラブルに関しては，日本司法支援センター（法テラス）がある．

おすすめ書籍

　いわゆる網羅的な教科書系は除き，一般医にとっても読み物として魅力がある書籍をいくつか紹介したい．

精神科診療を知りたい方に

青木省三 「精神科治療の進め方」 日本評論社；2014.

- ▸ 本物の臨床医にしか書けない内容．前半は精神科診療の構えや基本，後半は各疾患について書かれている．前半は一般科診療にも十分適応した内容．後半は症例もまじえ，考え方の大枠が述べられている．基礎的なことから応用編までカバーしているが，やさしい文体で読みやすい．どれか1冊といわれれば，本書をすすめたい．

中井久夫，山口直彦 「看護のための精神医学 第2版」 医学書院；2004.

- ▸ 「看護師のための」とあるが，内容は精神科医にも十分勉強になる1冊．読みやすいが，内容は高度．精神科に興味がある方にすすめたい．

面接を極めたい方に

宮岡等 「こころを診る技術」 医学書院；2014.

- ▸ 面接や診断，薬物療法の基本，現在の精神医療の問題点にも言及している．

笠原嘉 「精神科における予診・初診・初期治療」 星和書店；2007.

土居健郎 「新訂 方法としての面接—臨床家のために」 医学書院；1992.

- ▸ この2冊は精神科医のバイブル的存在．精神科面接を語るにはいず

れもはずせない．

※正統派の精神科面接を知るには成田善弘，職人芸に触れたければ神田橋條治の著書がおすすめ．

向精神薬を知りたい方に

姫井昭男 「精神科の薬がわかる本 第3版」 医学書院；2014．
- ▸一般医にとってわかりやすい．薬物療法全般を知るのによい．

仙波純一ほか監訳 「ストール精神薬理学エセンシャルズ 神経科学的基礎と応用 第4版」 メディカル・サイエンス・インターナショナル；2015．
- ▸薬理学的に追究したければこれがベスト．図がわかりやすい．

その他：本書で十分に扱えなかった分野

漢方

宮内倫也 「ジェネラリストのための"メンタル漢方"入門」 日本医事新報社；2014．
- ▸本論では述べなかったが，漢方というツールは精神科分野においては武器になりうる．精神症状の診かたについての記載も参考になる．

発達障害

青木省三ほか編 「大人の発達障害を診るということ―診断や対応に迷う症例から考える」 医学書院；2015．
- ▸一般外来にもやってくる可能性があるタイプの症例が豊富．その対応法も参考になる．

パーソナリティ障害

岡田尊司 「パーソナリティ障害―いかに接し，どう克服するか」 PHP研究所；2004.

▶ 具体例が豊富に提示されており，理解しやすい．

依存症

松本俊彦ほか編 「いまどきの依存とアディクション プライマリ・ケア／救急における関わりかた入門」 南江堂；2015.

▶ アルコール，危険ドラッグ，嗜癖に至るまで扱っており，実践的な内容．

摂食障害

切池信夫 「クリニックで診る摂食障害」 医学書院；2015.

▶ 症例も豊富で実戦向きの内容である．

内科医・外科医のための精神疾患の診かた：参考文献

● 第1章─外来編／初診患者

1) Simon GE, et al.：An international study of the relation between somatic symptoms and depression. N Engl J Med 1999；341：1329-35.
2) Arroll B, et al.：Screening for depression in primary care with two verbally asked questions: cross sectional study. BMJ 2003；15：1144-6.
3) O'Connor EA, et al.：Screening for depression in adult patients in primary care settings：a systematic evidence review. Ann Intern Med 2009；151：793-803.

● 第1章─外来編／通院患者

1) Wang J, et al. Efficacy of oral iron in patients with restless legs syndrome and a low-normal ferritin：A randomized, double-blind, placebo-controlled study. Sleep Med 2009；10：973-5.
2) 厚生労働省健康局「健康づくりのための睡眠指針2014」厚生労働省.

● 第1章─入院編（p30〜）

1) 小川朝生ほか編．精神腫瘍学クリニカルエッセンス．東京：創造出版；2012.

● 第1章─入院編（p40〜）

1) Inouye SK, et al. A multicomponent intervention to prevent delirium in hospitalized older patients. N Engl J Med 1999；340：669-76.
2) Devlin JW, et al. Efficacy and safety of quetiapine in critically ill patients with delirium: a prospective, multicenter, randomized, double-blind, placebo-controlled pilot study. Crit Care Med 2010；38：419-27.
3) Hatta K, et al. Antipsychotics for delirium in the general hospital setting in consecutive 2453 inpatients：a prospective observational study. Int J Geriatr Psychiatry. 2014；29：253-62.

● 第1章─入院編（p48〜）

1) Sullivan JT, et al. Assessment of alcohol withdrawal: the revised clinical institute withdrawal assessment for alcohol scale（CIWA-Ar）. Br J Addict 1989；84：1353-57.
2) Latt N, et al. Thiamine in the treatment of Wernicke encephalopathy in patients with alcohol use disorders. Intern Med J 2014；44：911-5.

参考文献

● 第2章—1 患者との面接

1) 中井久夫．「伝える」ことと「伝わる」こと．東京：筑摩書房；2012.
2) 笠原嘉．精神科における予診・初診・初期治療．東京：星和書店；2007.
3) 青木省三．精神科治療の進め方．東京：日本評論社；2014.
4) 北山修．最後の授業—心をみる人たちへ—．東京：みすず書房；2010.

● 第2章—2 精神疾患をいかに捉えるか

1) 宮岡等ほか．大人の発達障害ってそういうことだったのか．東京：医学書院；2013.
2) 青木省三．精神科治療の進め方．東京：日本評論社；2014.
3) 柴山雅俊．境界例と解離．精神医療 2014；76：39-47.

● 第2章—3 向精神薬を理解する

1) Kahn RS, et al. Effectiveness of antipsychotic drugs in first-episode schizophrenia and schizophreniform disorder: an open randomised clinical trial. Lancet 2008；371：1085-97.
2) Citalopram: clinical effect profile in comparison with clomipramine. A controlled multicenter study. Danish University Antidepressant Group. Psychopharmacology (Berl) 1986；90：131-8.
3) Cipriani A, et al. Lithium in the prevention of suicide in mood disorders: updated systematic review and meta-analysis. BMJ 2013；346：f3646.
4) Hansen RA, et al. Efficacy and safety of donepezil, galantamine, and rivastigmine for the treatment of Alzheimer's disease: a systematic review and meta-analysis. Clin Interv Aging. 2008；3：211-25.

● 第2章—4　覚えておきたい精神疾患 Ⅰ

1) 日本精神神経薬理学会．統合失調症薬物療法ガイドライン 2015.

● 第2章—4　覚えておきたい精神疾患 Ⅲ

1) 熊野宏昭ほか編．パニック障害ハンドブック—治療ガイドラインと診療の実際．東京：医学書院；2008.

● 第2章—4　覚えておきたい精神疾患 Ⅳ

1) 國松淳和．内科で診る不定愁訴．東京：中山書店；2014.
2) 笠原敏彦ほか．心気症の分類と臨床的特徴．精神神経学雑誌 1989；91：133-151.
3) 成田善弘．心と身体の精神療法．東京：金剛出版；1996.

● 第2章—4　覚えておきたい精神疾患 Ⅴ

1) 鹿島晴雄．高次脳機能障害．精神経学雑誌 2015；117：663-8．
2) Tariot PN, et al. Memantine treatment in patients with moderate to severe Alzheimer disease already receiving donepezil: a randomized controlled trial. JAMA. 2004；291：317-24．
3) Howard R, et al. Donepezil and memantine for moderate-to-severe Alzheimer's disease. N Engl J Med. 2012；366：893-903．
4) 厚生労働省．かかりつけ医のためのBPSDに対応する向精神薬使用ガイドライン．2013（厚労省HP）．
5) Schneider LS, et al. Risk of death with atypical antipsychotic drug treatment for dementia: meta-analysis of randomized placebo-controlled trials. JAMA. 2005；294：1934-43．

● 第2章—4　覚えておきたい精神疾患 Ⅶ

1) Bush G, et al. Catatonia. I. Rating scale and standardized examination. Acta Psychiatr Scand. 1996；93：129-36．
2) 鈴木一正訳．カタトニア-臨床医のための診断・治療ガイド．東京：星和書店；2007．

● 第3章—精神科との連携

1) 厚生労働省HP：平成25年「労働安全衛生調査（実態調査）」の概況．
2) 厚生労働省HP：平成26年度「過労死等の労災補償状況」．

索引

※太字は図表中の項目を含む

あ

アカシジア（静座不能症）………… 32，**105**
悪性緊張病……………………………… **170**
悪性症候群……………………………… **171**
アパシー………………………………… 59
アリピプラゾール……………………… **98**
アルコール依存症……………………… 48
アルコール離脱症候群………………… 49
アルコール離脱症候群の症状………… **51**
アルコール離脱対策…………………… **104**
アルコール離脱の際に留意すべき疾患
………………………………………… **53**
アルツハイマー病……………… 150，**157**
アルプラゾラム………………………… **105**
医療保護入院…………………………… **183**
陰性症状………………………………… 116
うつ状態………………………………… 190
うつ状態をきたしうる身体要因……… **3**
うつ病………………………… 125，131，190
うつ病スクリーニング……………… 2，**5**
うつ病とアパシーの鑑別……………… **60**
うつ病と認知症の見分け方のポイント‥ 59
うつ病の3大妄想………………… 11，**131**
うつ病の小精神療法"7カ条"………… **135**
うつ病の身体症状……………………… **4**
うつ病の診断基準……………………… **126**
うつ病の治療…………………………… 132

か

エスシタロプラム……………………… 102
エスゾピクロン………………………… **108**
エスタゾラム…………………………… **108**
エチゾラム……………………………… **105**
応急入院………………………………… **183**
オランザピン…………………………… 97
オレキシン受容体拮抗薬……………… 107

概日リズム睡眠障害…………………… 107
学習障害………………………………… 161
隔離……………………………………… 184
過食症（神経性大食症）……………… 207
カタトニア（緊張病）………… 104，**168**
カタレプシー…………………………… 116
仮面うつ病……………………………… 196
ガランタミン…………………………… 111
カルバマゼピン………………………… 110
がん治療におけるせん妄の原因と対応
………………………………………… **35**
気分安定薬……………………………… 109
気分循環性障害………………………… 127
逆転移…………………………………… 72
境界性パーソナリティ障害…… 86，**205**
強迫症状………………………………… 100
虚偽性障害……………………………… 146

217

拒食症（神経性食思不振症）	206, 207
禁煙支援	201
緊急措置入院	183
緊張性頭痛	105
緊張病（カタトニア）	104, 168
緊張病の診断基準	169, 170
空笑	115
クエチアピン	98
クロザピン	98
クロチアゼパム	105
クロナゼパム	105
クロルプロマジン	95
軽躁病エピソード	129
軽度認知障害	160
幻覚	10, 115
幻覚妄想	199, 200
幻覚，妄想に関する用語	10, 11
幻覚妄想状態をみた場合に検討すべき代表的身体因と精神疾患	12, 13
幻視	9, 10
幻聴	10, 115
抗うつ薬	99
抗うつ薬にみられる副作用	100
抗精神病薬	93
抗精神病薬の副作用	94
考想（思考）奪取	115
考想吹入	115
考想伝播	115
行動制限	183
抗認知症薬	111
抗不安薬	104
誇大妄想	11

さ

罪業妄想	11
作為症	146, 148
作為体験	115
錯覚	10
詐病	148
ジアゼパム	105
自我障害	115
思考干渉	115
持効性抗精神病薬（デポ剤）	91
思考途絶	116
自殺念慮	25, 101, 199
自殺の危険因子	27
支持的精神療法	71
自閉症スペクトラム障害	85, 161, 162
自閉症スペクトラム障害を感じるポイント	164
周期性四肢運動障害	18
シュナイダーの1級症状	118
心因反応	84
新型うつ	196
心気症	145
心気妄想	11
神経症	84
神経障害性疼痛	36, 105
神経性食思不振症（拒食症）	206, 207
神経性大食症（過食症）	207
振戦せん妄	52
身体拘束	183
身体症状症	144
身体症状症および関連症群の分類	143

索引

身体症状症の対応のポイント	149
身体評価	2
身体表現性障害	73, 142
睡眠衛生教育のポイント	21
睡眠時無呼吸症候群	17
睡眠薬	106
スボレキサント	107
スルピリド	112
静座不能症（アカシジア）	32, 105
精神科身体合併症	185
精神疾患の遺伝性	205
精神症状の見立て方の手順	82
精神病理学	209
精神分析療法	71
精神保健福祉法	182
セルトラリン	102
前頭側頭型認知症	152, 159
せん妄	34, 36, 41, 42, 56, 203, 207
せん妄に対する環境調整	44
せん妄の原因	43
双極Ⅰ型障害	127
双極Ⅱ型障害	127
双極スペクトラム	127
双極性障害	109, 125, 131, 197, 201
双極性障害の治療	135
操作的診断	80
早朝覚醒	6, 17, 20, 130
躁病エピソード	128
措置入院	183
ゾピクロン	108
ゾルピデム	108

た

体感幻覚	10, 115
炭酸リチウム	109
知的障害	85
注意欠如・多動性障害	161, 163
注意欠如・多動性障害を感じるポイント	165
中途覚醒	6, 17, 20
通過症候群	82
低活動性せん妄	207
デポ剤（持効性抗精神病薬）	91
デュロキセチン	102
転移	72
転換性障害	145
電気けいれん療法	123
伝統的診断	78, 84
統合失調症	3, 12, 113, 201
統合失調症の経過	114
統合失調症の身体合併症	194
統合失調症の診断基準	119, 120
統合失調症の病型	116
透析	18
疼痛性障害	144
独語	115
ドネペジル	111
トラウマ	87
トラゾドン	103
トリアゾラム	108

219

な

日内変動	130
ニトラゼパム	108
入眠困難	17, 20
任意入院	183
認知機能評価	57
認知行動療法	72
認知症	150, 200
認知症スクリーニング	154
認知症様症状をきたし治療対応が可能な代表的疾患	154
脳血管性認知症	153, 160
脳梗塞後遺症	42

は

パーソナリティ障害	197
パーソナリティ特性	86
破瓜型	117
発達障害	84, 85, 161, 197
発達障害の概念	162
パニック障害	3, 137
パニック障害の治療	139
パニック発作	137
パニック発作の鑑別	139
パニック発作の診断基準	138
パリペリドン	97
バルプロ酸	110
パロキセチン	102
ハロペリドール	95
被害妄想	11
微小妄想	11
皮疹	110
ヒステリー	87, 145
非定型精神病	208
病気不安症	145
病歴をとる際のポイント	76
貧困妄想	11
不安	203
不穏	40, 203
不眠	202
不眠症	17
不眠の原因	19
フルニトラゼパム	108
フルボキサミン	101
プレコックス感	116
ブロイラーの4A	118
ブロチゾラム	108
ブロナンセリン	98
ペラグラ	53
ペロスピロン	97
変換症	145, 148
ベンゾジアゼピン受容体作動薬	107
ベンラファキシン	103
ボーダーライン	205

ま

マイナートランキライザー	89
ミュンヒハウゼン症候群	148
ミルタザピン	103

ミルナシプラン ……………………… 102
むずむず脚症候群
（レストレスレッグス症候群）…… 18, 32, 105
メジャートランキライザー ……………… 89
滅裂思考 ………………………………… 116
メマンチン ……………………………… 111
メラトニン受容体作動薬 ……………… 107
面接時に避けたいフレーズ ……………… 68
妄想 ……………………………… 11, 115
妄想気分 ………………………………… 11
妄想性障害 ……………………………… 14
妄想知覚 ………………………………… 11
妄想着想 ………………………………… 11
森田療法 ………………………………… 73
問診票をみる際のポイント ……………… 75

や

夜尿症 ………………………………… 100

ら

ラメルテオン …………………………… 107
ラモトリギン …………………………… 110

リスペリドン …………………………… 97
リバスチグミン ………………………… 111
リフィーディング症候群 ……………… 207
リルマザホン …………………………… 108
レストレスレッグス症候群
（むずむず脚症候群）……………… 18, 32, 105
レビー小体型認知症 ……………… 152, 159
レボメプロマジン ……………………… 96
連合弛緩 ………………………………… 116
ロフラゼプ酸エチル …………………… 105
ロラゼパム ……………………………… 105
ロルメタゼパム ………………………… 108

欧文

ADHDを感じるポイント ……………… 165
BPSD（behavioral and psychological
symptoms of dementia）……… 150, 158
CAGE質問票 …………………………… 50
Cotard症候群 ………………………… 131
DSM ……………………………………… 80
ICD ……………………………………… 80
Korsakoff症候群 ……………………… 53
「TALK」の原則 ………………… 25, 26
Wernicke脳症 …………………… 53, 207

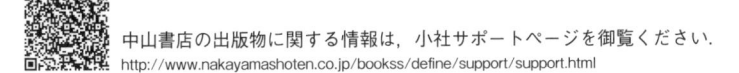

中山書店の出版物に関する情報は，小社サポートページを御覧ください．
http://www.nakayamashoten.co.jp/bookss/define/support/support.html

状況別に学ぶ
内科医・外科医のための精神疾患の診かた

2016年6月10日　初版第1刷発行 ©　　〔検印省略〕

著　者 ── 加藤　温

発行者 ── 平田　直

発行所 ── 株式会社 中山書店
〒112-0006　東京都文京区小日向4-2-6
TEL 03-3813-1100（代表）　振替 00130-5-196565
http://www.nakayamashoten.co.jp/

本文デザイン ── ビーコム

装　丁 ─── ビーコム

印刷・製本 ── 三報社印刷株式会社

Published by Nakayama Shoten Co., Ltd.　　Printed in Japan
ISBN 978-4-521-74407-0
落丁・乱丁の場合はお取り替え致します

本書の複製権・上映権・譲渡権・公衆送信権（送信可能化権を含む）
は株式会社中山書店が保有します．

JCOPY 〈(社)出版者著作権管理機構 委託出版物〉
本書の無断複写は著作権法上での例外を除き禁じられています．
複写される場合は，そのつど事前に，(社)出版者著作権管理機構
（電話 03-3513-6969，FAX 03-3513-6979，info@jcopy.or.jp）の許諾を
得てください．

本書をスキャン・デジタルデータ化するなどの複製を無許諾で行う行為は，著
作権法上での限られた例外（「私的使用のための複製」など）を除き著作権法
違反となります．なお，大学・病院・企業などにおいて，内部的に業務上使用
する目的で上記の行為を行うことは，私的使用には該当せず違法です．また私
的使用のためであっても，代行業者等の第三者に依頼して使用する本人以外の
者が上記の行為を行うことは違法です．

「それ本当に不定愁訴!?」
一見"不定愁訴"から内科疾患を見抜く技術

内科で診る不定愁訴

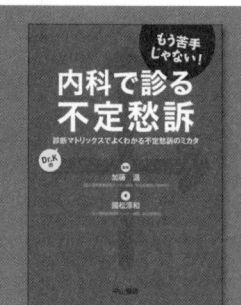

Dr.Kの 診断マトリックスでよくわかる不定愁訴のミカタ

●監修
加藤 温
(国立国際医療研究センター病院)

●著
國松淳和
(国立国際医療研究センター病院)

「それ本当に不定愁訴ですか?」一見, 器質的な異常がないようにみえる患者さんを"不定愁訴"にして他科に送る前に, もう一度本当に器質的疾患がないか, よく診てみよう. 不定愁訴と間違いがちな, わかりにくい内科疾患の鑑別方法を, 診断マトリックスなど著者オリジナルの手法で鑑別する診断技術のエッセンスが詰まった濃い1冊!

A5判／2色刷／172頁／定価(本体3,200円+税)　ISBN978-4-521-73996-0

CONTENTS

はじめに

1章 不定愁訴学総論
不定愁訴成立のための条件
不定愁訴を形成し複雑化させる因子
不定愁訴の多面性について―不定愁訴分類の試みと診断マトリックス

2章 不定愁訴診療 実践編
総論から実践へ
不定愁訴診療　5つの原則
　原則1　バイタル正常でも病気はありえる
　原則2　CRP陽性を見過ごさない
　原則3　全身疾患を想起せよ
　原則4　感染症は少ない
　原則5　認知機能の異常に注意!
検査スクリーニング法の実際―不定愁訴から器質的疾患を見抜くために

3章 不定愁訴ケースファイル
01　何も病気ないんですか? 心配で心配で…. 食欲も落ちてしまって
02　関節や腰が痛くて…更年期かしら?
03　一緒に自営業をしている兄が倒れてから忙しくて…
04　とにかく口がかわいてしまって…やっぱり精神的なものでしょうか?
05　今回の頭痛はつらい. 身動きがとれない. お母さんも頭痛もちでした
06　2～3年前から頭がふらつくんですよ…
07　2年前に駅の階段で転んでからずっとふらついちゃうんだよ
08　2週間前に母が亡くなり, 九州の実家まで往復して大変だったんです. それに先月から夫が癌で入院していて…
09　5～6年前から物忘れが進んできてます. 認知症ですよね?
10　物忘れがひどくて…ふらふらするし, よく転んじゃう
11　精一杯生きたのでもういいですわ
12　震災後から眠れず, 食欲もなくなってきて
13　2週間前から苦しくなってきた. そういえば半年以上前からだるいです
14　ずっと熱があってだるいです. 原因がわからないんです
15　ホント, メンタルが不安定です

本当の不定愁訴患者との面談のコツ
　"本当"の不定愁訴とは
　"本当"の不定愁訴患者との面談の実際
不定愁訴に思う
おわりに

中山書店　〒112-0006　東京都文京区小日向4-2-6　TEL 03-3813-1100　FAX 03-3816-1015
http://www.nakayamashoten.co.jp/

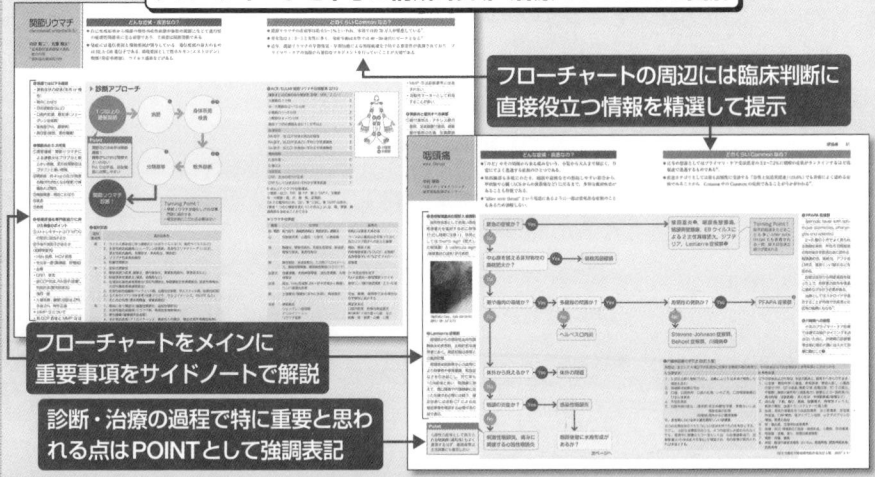

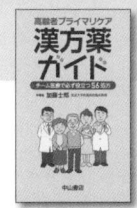

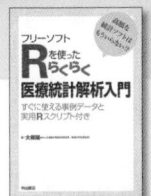

メンタルクリニックの日常診療を強力にサポート！
外来精神科診療シリーズ
mental clinic support series 全10冊

●B5判／2色刷／約300〜350頁 ●各本体予価8,000円

編集主幹●原田誠一（原田メンタルクリニック：東京）
編集委員●石井一平（石井メンタルクリニック：東京） 松崎博光（ストレスクリニック：福島）
高木俊介（たかぎクリニック：京都） 森山成林（通谷メンタルクリニック：福岡）

大好評刊行中

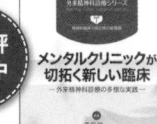

Part I 精神科臨床の知と技の新展開
- メンタルクリニックが切拓く新しい臨床 ―外来精神科診療の多様な実践― 定価（本体8,000円＋税）
- メンタルクリニックでの薬物療法・身体療法の進め方 定価（本体8,000円＋税）
- メンタルクリニック運営の実際 ―設立と経営、おもてなしの工夫― 定価（本体8,000円＋税）
- メンタルクリニックでの精神療法の活用 〈2017年〉
- メンタルクリニックでの診断の工夫 〈2016年8月〉

Part II 精神疾患ごとの診療上の工夫
- メンタルクリニックでの主要な精神疾患への対応 [1]
  発達障害，児童・思春期，てんかん，睡眠障害，認知症 定価（本体8,000円＋税）
- メンタルクリニックでの主要な精神疾患への対応 [2]
  不安障害，ストレス関連障害，身体表現性障害，嗜癖症，パーソナリティ障害 定価（本体8,000円＋税）
- メンタルクリニックでの主要な精神疾患への対応 [3]
  統合失調症，気分障害 〈2016年7月〉

Part III メンタルクリニックの果たすべき役割
- メンタルクリニックの歴史，現状とこれからの課題 〈2017年〉
  付：基本文献選集＆お役立ちデータ集
- メンタルクリニックにおける重要なトピックスへの対応 〈2017年〉
  東日本大震災とメンタルクリニック，ギャンブル依存症，教員のメンタルヘルス，アウトリーチ，ターミナルケア，ほか

※配本順，タイトルなど諸事情により変更する場合がございます。〈 〉内は刊行予定。

お得なセット価格のご案内
全10冊予価合計 80,000円＋税
セット価格 75,000円＋税
5,000円おトク!!
※お支払は前金制です。
※送料サービスです。
※お申し込みはお出入りの書店または直接中山書店までお願いします。

DSM-5時代の精神科診断をわかりやすく解説
DSM-5を読み解く
伝統的精神病理，DSM-IV，ICD-10をふまえた新時代の精神科診断

総編集●神庭重信（九州大学） **編集**●池田 学（熊本大学） 神尾陽子（国立精神・神経医療研究センター） 三村 將（慶應義塾大学） 村井俊哉（京都大学）
編集協力●内山 真（日本大学） 宮田久嗣（東京慈恵会医科大学）

●B5判／2色刷／平均240頁

シリーズの構成
1	神経発達症群，食行動障害および摂食障害群，排泄症群，秩序破壊的・衝動制御・素行症群，自殺関連	編集●神尾陽子 定価（本体7,000円＋税）
2	統合失調症スペクトラム障害および他の精神病性障害群，物質関連障害および嗜癖性障害群	編集●村井俊哉／宮田久嗣 定価（本体7,000円＋税）
3	双極性障害および関連障害群，抑うつ障害群，睡眠-覚醒障害群	編集●神庭重信／内山 真 定価（本体7,500円＋税）
4	不安症群，強迫症および関連症群，心的外傷およびストレス因関連障害群，解離症群，身体症状症および関連症群	編集●三村 將 定価（本体7,000円＋税）
5	神経認知障害群，パーソナリティ障害群，性別違和，パラフィリア障害群，性機能不全群	編集●池田 学 定価（本体7,000円＋税）

中山書店 〒112-0006 東京都文京区小日向4-2-6 TEL 03-3813-1100 FAX 03-3816-1015
http://www.nakayamashoten.co.jp/

精神医学の知と技
Knowledge and Arts of Psychiatry

四六判／上製

精神症状の把握と理解
原田憲一　　　　　　　　　　　　定価(本体3,200円+税)　ISBN978-4-521-73076-9

大脳疾患の精神医学　神経精神医学からみえるもの
三好功峰　　　　　　　　　　　　定価(本体3,500円+税)　ISBN978-4-521-73119-3

精神科医療が目指すもの　変転と不易の50年
吉松和哉　　　　　　　　　　　　定価(本体3,200円+税)　ISBN978-4-521-73179-7

記述的精神病理学の黎明　エスキロールとその時代
濱中淑彦　　　　　　　　　　　　定価(本体3,200円+税)　ISBN978-4-521-73222-0

社会精神医学のいま　疫学的精神医学へのアプローチ
中根允文　　　　　　　　　　　　定価(本体3,200円+税)　ISBN978-4-521-73319-7

技を育む
神田橋條治　　　　　　　　　　　定価(本体2,800円+税)　ISBN978-4-521-73373-9

吹き来る風に　精神科の臨床・社会・歴史
岡田靖雄　　　　　　　　　　　　定価(本体3,500円+税)　ISBN978-4-521-73386-9

精神療法を学ぶ
成田善弘　　　　　　　　　　　　定価(本体3,200円+税)　ISBN978-4-521-73448-4

精神科と私　二十世紀から二十一世紀の六十年を医師として生きて
笠原　嘉　　　　　　　　　　　　定価(本体3,500円+税)　ISBN978-4-521-73491-0

脳波と精神神経症状
細川　清　　　　　　　　　　　　定価(本体3,500円+税)　ISBN978-4-521-73535-1

視床と臨床精神医学　大脳の中心部からみた精神疾患
山口成良　　　　　　　　　　　　定価(本体3,800円+税)　ISBN978-4-521-73690-7

精神科医遍歴五十年　臨床精神医学の経験に学ぶ
風祭　元　　　　　　　　　　　　定価(本体3,500円+税)　ISBN978-4-521-73769-0

精神分析を考える
西園昌久　　　　　　　　　　　　定価(本体3,800円+税)　ISBN978-4-521-73966-3

沖縄の精神医療
小椋　力　　　　　　　　　　　　定価(本体3,800円+税)　ISBN978-4-521-74170-3

中山書店　〒112-0006 東京都文京区小日向4-2-6　TEL 03-3813-1100　FAX 03-3816-1015
http://www.nakayamashoten.co.jp/

改訂でさらにわかりやすくなった「精神医学」入門書

専門医がやさしく語る
はじめての精神医学

改訂第2版

精神科医療にかかわるメディカルスタッフ（看護師，臨床心理士，理学療法士，作業療法士，精神保健福祉士など）をめざす学生に向けて精神医学の講義を長年受け持ってきた著者の「講義ノート」をまとめた好評教科書の改訂第2版．DSM-5，新薬，法改正に対応し，さらにわかりやすくなった精神医学の入門書．

著®渡辺雅幸（東京医療学院大学）

B5判／並製／296頁／定価（本体2,900円+税）
ISBN978-4-521-74257-1

Contents

第1章　精神科医療，精神医学とは何か
1. 精神科医療の歴史
2. 心理現象の生物学的基礎
3. 精神障害の定義と分類
4. 精神科的面接・検査

第2章　精神科の病気とその症状
1. 神経症とストレス関連障害
2. 心身症
3. 統合失調症
4. 気分障害（感情障害）
5. 外因性精神障害（身体因性精神障害，広義の器質性精神障害）
6. 器質性精神障害
7. 症状性精神障害（症状精神病）とコンサルテーション・リエゾン精神科
8. 物質関連障害群，物質依存症
9. てんかん
10. 老年期精神障害
11. 児童・青年期の精神障害
12. 知的能力障害（知的発達症／知的発達障害）
13. パーソナリティ（人格）障害
14. その他の障害

第3章　精神科の治療法
1. 薬物療法と身体的治療法
2. 精神（心理）療法
3. 精神科リハビリテーション，社会療法と生活療法
4. 法と精神医学
5. 病跡学

症例

パニック症／強迫症／統合失調症／妄想性障害／双極性障害／うつ病／アルツハイマー病／術後せん妄／アルコール依存／自閉症／境界性パーソナリティ障害

中山書店　〒112-0006　東京都文京区小日向4-2-6　TEL 03-3813-1100　FAX 03-3816-1015
http://www.nakayamashoten.co.jp/